高等医药院校系列教材

医用化学实验

第2版

主　　编	马晓丽　　马合木提·买买提明
副主编	刘　海　　周晓英　　胡尔西丹·伊麻木　　刘红梅
编　　委	马合木提·买买提明　　　　马晓丽
	刘　海　　　　　　　　　刘红梅
	李　玲　　　　　　　　　张　钰
	陈凤霞　　　　　　　　　陈春丽
	陈荣玲　　　　　　　　　陈惠琴
	周晓英　　　　　　　　　胡尔西丹·伊麻木
	勉强辉　　　　　　　　　娜孜尔木·东木拉提
	殷　超　　　　　　　　　谢湘云
	阿布里孜·阿不都热合曼　仝凤莲

科学出版社

北　京

内 容 简 介

本书本着坚持实事求是、理论联系实际的原则，注重思想性、科学性、先进性和适用性；在强调化学基础理论的同时，力求突出医用化学的特点。全书共分为三篇，第一篇为化学实验基本知识；第二篇为基础化学实验，主要涉及稀溶液的依数性、电解质溶液、缓冲溶液、滴定分析等；第三篇为有机化学实验，主要涉及蒸馏、提取等有机化学实验操作。本书内容适量、简明扼要、重点突出，并注意与医学类专业的结合和联系。

本书适用于临床医学、医学影像学、预防医学、口腔医学、麻醉学等专业本科、专升本、专科学生。

图书在版编目（CIP）数据

医用化学实验/马晓丽，马合木提·买买提明主编 . —2 版 . —北京：科学出版社，2023.5
高等医药院校系列教材
ISBN 978-7-03-074584-2

Ⅰ . ①医… Ⅱ . ①马… ②马… Ⅲ . ①医用化学–化学实验–医学院校–教材 Ⅳ . ① R313-33

中国国家版本馆 CIP 数据核字（2023）第 011724 号

责任编辑：钟　慧/责任校对：宁辉彩
责任印制：赵　博/封面设计：陈　敬

科学出版社 出版
北京东黄城根北街 16 号
邮政编码：100717
http://www.sciencep.com
石家庄继文印刷有限公司　印刷
科学出版社发行　各地新华书店经销
*
2006 年 6 月第　一　版　开本：720×1000　1/16
2023 年 5 月第　二　版　印张：8 1/2
2024 年 1 月第十八次印刷　字数：171 000
定价：39.80 元
（如有印装质量问题，我社负责调换）

第 2 版前言

《医用化学实验》在多年使用过程中，受到了广大师生的一致好评，使用者普遍反映本书内容选择恰当，实验编排合理，叙述深入浅出、简明扼要、通俗易懂，突出了医用化学这门课程的特色。

本版保持了第 1 版简明扼要、突出医用化学特色的风格，第 1 版基本内容、基本结构、专业术语和量的符号、图表格式不变，对章节具体内容做了少量修订或修正，在实验前增加了"课前问题"，实验末酌情增加了"注意事项"，便于学生复习时掌握重点。

本书是在新疆医科大学多年医用化学教学实践的基础上集体编写的。编者在编写过程中，始终坚持实事求是、理论联系实际的原则，注重思想性、科学性、先进性和适用性；在强调化学基础理论的同时，力求突出医用化学的特点，并注意了与理论教材的衔接及医学后续课程的联系。

本书适用于临床医学、医学影像学、预防医学、口腔医学、麻醉学等专业本科、专升本、专科学生。

感谢所有编委的辛勤付出！感谢使用并对本书的修订提出宝贵意见的各位老师和同学！

由于编者水平有限，书中疏漏之处在所难免，诚请使用本书的师生给予批评指正。

编　者
2023 年 1 月

第 1 版前言

　　化学是一门实验性较强的学科，医用化学实验是基础化学课程体系的重要组成部分，是构筑医学类人才知识、能力、素质结构的必然途径。在化学实验中，学生借助仪器、试剂观察通常条件下难以发现和理解的自然过程与规律，从而加深对化学基本理论的理解，掌握各种化合物的基本性质，了解化合物的一般制备、提纯和分析方法。特别要提出的是，通过实验课，学生可以学习实验基本操作，培养查阅文献、设计实验方案的能力。

　　本书根据化学与医学科学相互渗透、交叉、融合发展的现状及 21 世纪医学人才培养目标的要求和化学实验教学在高等医学教育中的地位、性质与任务编写而成。

　　本书以加强基础训练、强化能力和素质培养、精炼与革新传统知识、拓宽实验内容为原则，力求提高医用化学实验内容的科学性、系统性、先进性和适用性。内容编排上将传统的无机化学、分析化学、有机化学和物理化学实验内容重组为一门大学医用化学实验，并增加了综合与设计实验和部分微型化学实验内容。在实践中可作为一门独立的必修课而单独设置。

　　在编排风格上，编者充分考虑了医学院校学生获取实验知识的渐进性和医用化学实验基本内容的有机衔接。全书内容由浅入深、知识结构严谨，为了便于学生阅读，在实验原理及实验步骤部分说明比较详细，力图使学生预习后可以基本理解，实验时便于思考。多数实验列出了思考题，以启发学生思考，巩固理论。

　　限于作者的水平和能力，书中存在缺点和不足在所难免。恳请各位专家、教师及同学们批评指正。

编　者
2006 年 5 月

目　　录

第一篇　化学实验基本知识

第一章　化学实验的目的与学习方法

一、化学实验的目的

化学实验是医用化学课程不可缺少的一个重要环节，以介绍化学实验原理、实验方法、实验手段和实验操作技能为主要内容，其目的如下。

1. 使课堂中讲授的重要理论和概念得到验证、巩固和充实，并适当地扩大学生的知识面。化学实验不仅能使理论知识具体化、形象化，并且能说明这些理论和规律在应用时的条件、范围及方法，较全面地反映化学现象的复杂性和多样性。

2. 培养学生正确掌握一定的实验操作技能。有正确的操作，才能有准确的数据和结果，从而才能得出正确的结论。因此，化学实验中基本操作的训练具有极其重要的意义。

3. 培养学生独立思考和独立工作的能力。学生需要学会联系课堂讲授的知识，仔细观察和分析实验现象，认真处理数据并概括现象，从中得出结论。

4. 培养学生科学的工作态度和工作习惯。科学的工作态度是指实事求是的作风，忠实于所观察到的客观现象。如发现实验现象与理论不符时，应检查操作是否正确或所用的理论是否合适等。科学的工作习惯是指操作正确、观察细致、安排合理等，这些都是做好实验的必要条件。

二、化学实验的学习方法

化学实验是一门实践性课程，其目的和任务不仅是验证理论及知识，更重要的是通过实验教学对学生进行科学研究的基本训练，使学生掌握科学实验的方法和技能，具有观察、认识和理解化学实验现象及分析、判断、推理、归纳总结的能力，逐步掌握独立工作、独立分析问题和解决问题的方法。通过本课程的学习，培养学生科学的工作态度和工作习惯。要达到上述目的必须注意以下三个环节。

（一）实验预习

预习是实验课前必须完成的准备工作，是做好实验的前提。实验预习应注意：

1. 认真阅读实验教材，明确本次实验的目的及全部实验内容。

2. 了解实验操作方法及实验中的注意事项。

3. 按实验要求准备好思考题的书面解答，以备指导教师提问。

4. 写出预习报告，尽量做到依据预习报告进行实验。实验前预习报告要交指导教师检查。实验结束后，预习报告要交指导教师签字。

预习报告的具体内容及要求如下。

（1）重点陈述实验原理和方法，写明反应方程式、使用仪器和装置的名称及性能、溶液的浓度及配制方法、主要的试剂和产物的理化常数、主要试剂的规格用量等。

（2）根据实验内容用自己的语言正确写出简明的实验步骤（不要照抄！），关键之处应加以注明。实验步骤中的内容可用符号简化。例如，化合物只写分子式；加热用"△"，加用"+"，沉淀用"↓"，气体逸出用"↑"等符号表示，仪器以示意图代之。这样在实验前就已形成一个工作提纲，实验时按此提纲进行。

（3）制备实验和提纯实验应列出制备或纯化的过程及原理。

（4）对于实验中可能会出现的问题（包括安全问题和导致实验失败的因素）要写出防范措施和解决办法。

（二）实验记录及注意事项

实验是培养学生独立科研工作和思维能力的重要环节。在进行化学实验时应做到以下几点。

1. 实验时除了认真操作、仔细观察、积极思考外，还应及时将观察到的实验现象及测得的各种数据如实记录在专门的记录本上。实验记录必须做到简明、扼要、字迹整洁。

2. 如果发现实验现象和理论不符合，应认真检查原因，遇到疑难问题而自己难以解释时，可提请指导教师解答。必要时重做实验。

3. 实验过程中严格遵守安全规则，始终保持环境肃静、整洁。

4. 各种仪器及设备要按操作规程进行操作。

5. 实验结束后要做好清扫工作，整理好仪器、药品，关闭水、电、煤气，经指导教师检查合格后方可离开实验室。

（三）实验报告

实验报告是每次实验的总结，每次实验后都要写出实验报告，交指导教师批改。实验报告一般包括下列内容。

1. 实验原理 简述实验原理，写出主要的计算公式或反应方程式。

2. 实验步骤 尽量采用表格、框图、符号等形式简明、清晰地表示。

3. 实验现象或数据记录 实验现象要表达正确，数据记录要完整、准确，绝不允许主观臆造、弄虚作假。

4. 解释、结论或数据处理 根据实验现象作出简明解释，写出主要反应方程式，分题目作小结或者最后得出结论。若有数据计算务必将所依据的公式和主要数据表达清楚。

5. 问题讨论 针对本实验中遇到的疑难问题，提出自己的见解或总结收获，定量实验应分析实验误差原因，也可对实验方法、教学方法、实验内容等提出自己的意见及改进方法。

附：实验报告格式示例

制备类实验示例 氯化钠的提纯

一、实验目的

1. 掌握提纯 NaCl 的原理和方法。

2. 学习溶解、沉淀、常压过滤、减压过滤、蒸发浓缩、结晶和烘干等基本操作。

3. 了解 Ca^{2+}、Mg^{2+}、SO_4^{2-} 等离子的定性鉴定。

二、实验原理

粗食盐中含有 Ca^{2+}、Mg^{2+}、K^+ 和 SO_4^{2-} 等可溶性杂质和泥沙等不溶性杂质。选择适当的试剂可使 Ca^{2+}、Mg^{2+}、SO_4^{2-} 等离子生成难溶盐沉淀而除去。一般先在粗食盐溶液中加 $BaCl_2$ 溶液，除去 SO_4^{2-}，然后在滤液中切入适量的 NaOH 溶液和 Na_2CO_3 溶液，除去 Ca^{2+}、Mg^{2+} 和过量的 Ba^{2+}。过量的 NaOH 和 Na_2CO_3 用 HCl 溶液中和除去。由于 KCl 溶解度比 NaCl 大，而且在粗食盐中含量少，所以在蒸发和浓缩粗食盐溶液时，NaCl 先结晶出来，而 KCl 仍留在溶液中。

三、实验步骤

实验步骤见图 1-1-1。

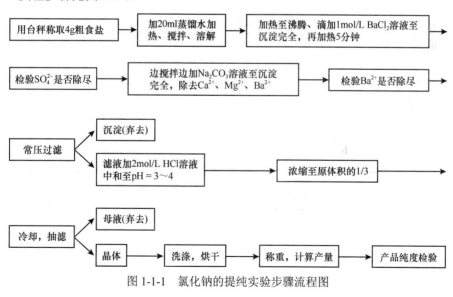

图 1-1-1 氯化钠的提纯实验步骤流程图

四、实验结果

1. 产量。

2. 产率。

3. 产品纯度检验（粗食盐和精盐各称 0.5g 分别溶于 5ml 蒸馏水中，取溶液进行检验）见表 1-1-1。

表 1-1-1 产品纯度检验

检验项目	检验方法	被检溶液	实验现象	结论
SO_4^{2-}	加 2 滴 1mol/L $BaCl$ 溶液	1ml 粗食盐溶液		
		1ml 精盐溶液		
Ca^{2+}	加 2 滴 0.5mol/L $(NH_4)_2C_2O_4$ 溶液	1ml 粗食盐溶液		
		1ml 精盐溶液		
Mg^{2+}	加 2～3 滴 2mol/L NaOH 溶液（pH=11）、2～3 滴镁试剂	1ml 粗食盐溶液		
		1ml 精盐溶液		

测定类实验示例 乙酸解离常数的测定——pH 法

一、实验目的

内容略。

二、实验原理

内容略。

三、实验步骤

实验步骤见表 1-1-2 及表 1-1-3。

表 1-1-2 乙酸溶液浓度的标定

NaOH 溶液的浓度（mol/L）			
平行测定次数	1	2	3
HAc 溶液的体积（ml）	10ml	10ml	10ml
NaOH 溶液的用量（ml）			
HAc 溶液的浓度			
测定值（mol/L）			
平均值（mol/L）			

表 1-1-3 乙酸溶液 pH 的测定 温度_____℃

溶液编号	浓度	pH	$[H^+]$	解离度（α）	解离常数（K_d）	
					测定值	平均值
1						
2						
3						
4						

定性类实验示例　氯、溴、碘化合物定性实验

一、实 验 目 的

内容略。

二、实 验 原 理

内容略。

三、实 验 步 骤

实验步骤见表 1-1-4。

表 1-1-4　氯、溴、碘化合物定性实验步骤、现象记录、解释和结论

实验步骤	现象记录	解释和结论
1. 氯化物还原性的比较		
（1）几粒 NaCl 晶体+数滴浓硫酸加热	产生气体	反应产生的气体 HCl HCl 还原性弱，不能被浓硫酸氧化
分别用 pH 试纸、KI-淀粉试纸、Pb(Ac)$_2$ 试纸在试管口检验产生的气体	pH 试纸呈强酸性 KI-淀粉试纸没有立即变蓝色 Pb(Ac)$_2$ 试纸略有白色浑浊	NaCl+H$_2$SO$_4$（浓）$\xrightarrow{\triangle}$ NaHSO$_4$+HCl
（2）几粒 NaBr 晶体+数滴浓硫酸加热	产生红棕色气体	红棕色气体是 Br$_2$ HBr 可以被浓硫酸氧化成 Br$_2$
分别用 pH 试纸、KI-淀粉试纸、Pb(Ac)$_2$ 试纸在试管口检验产生的气体	pH 试纸呈酸性 KI-淀粉试纸立即变蓝色 Pb(Ac)$_2$ 试纸没有明显变化	NaBr+H$_2$SO$_4$（浓）$\xrightarrow{\triangle}$ NaHSO$_4$+HBr 2HBr+H$_2$SO$_4$（浓）$=\!=\!=$ SO$_2$+Br$_2$↑+2H$_2$O Br$_2$+2KI$=\!=\!=$I$_2$+2KBr
（3）几粒 NaI 晶体+数滴浓硫酸加热	产生紫红色气体	紫红色气体为 I$_2$ HI 有较强的还原性，可以使浓硫酸还原并放出 H$_2$S 气体
分别用 pH 试纸、KI-淀粉试纸、Pb(Ac)$_2$ 试纸在试管口检验产生的气体	pH 试纸显酸性 KI-淀粉试纸变蓝色 Pb(Ac)$_2$ 试纸变黑色	NaI+H$_2$SO$_4$（浓）$=\!=\!=$NaHSO$_4$+HI 8HI+H$_2$SO$_4$（浓）$=\!=\!=$H$_2$S↑+4I$_2$↑+4H$_2$O H$_2$S+Pb(Ac)$_2$$=\!=\!=$PbS（黑色沉淀）+2HAc 通过本实验证明卤化氢还原性的强弱次序为 HI＞HBr＞HCl
2. 次氯酸盐的氧化性		
2ml 氯水中逐滴加 2mol/L NaOH 溶液至呈碱性（用 pH 试纸检查）；溶液分成 3 份，分装于试管中	pH 试纸呈碱性	2NaOH+Cl$_2$$=\!=\!=$NaClO+NaCl+H$_2$O 碱性溶液中 NaClO 氧化 Cl$^-$ 产生 Cl$_2$ 气体 NaClO+2HCl$=\!=\!=$NaCl+Cl$_2$↑+H$_2$O NaClO+2KI+H$_2$O$=\!=\!=$NaCl+I$_2$+2KOH
试管 1+2mol/L HCl 溶液（2 滴） 试管 2+KI 和淀粉溶液 试管 3+数滴品红溶液	产生的气体使 KI-淀粉试纸变蓝 品红溶液的颜色褪去	NaClO 有漂白作用

四、实 验 结 果

将实验结果记录于表 1-1-4 中，并进行解释。

综合类实验示例 弱电解质平衡

一、实 验 目 的

内容略。

二、实 验 原 理

内容略。

三、实 验 步 骤

1. 同离子效应。

（1）步骤：2ml 0.1mol/L 氨水+酚酞+NH_4Ac（固体）

　　现象：

　　解释：

（2）步骤：

　　现象：

　　解释：

2. 盐类的解离平衡及影响盐类解离的因素。

（1）0.1mol/L NaCl 溶液　　　实验 pH=　　　计算 pH=

　　0.1mol/L NaAc 溶液　　　实验 pH=　　　计算 pH=

　　0.1mol/L NH_4Cl 溶液　　　实验 pH=　　　计算 pH=

（2）温度对解离平衡的影响。

　　步骤：2ml 1mol/L NaAc 溶液+酚酞=

　　现象：

　　解释：

（3）溶液酸度对解离平衡的影响

　　步骤：

　　现象：

　　解释：

3. 能解离的盐类之间的相互反应。

（1）步骤：

　　现象：

　　反应方程式：

（2）步骤：

　　现象：

　　反应方程式：

（3）步骤：

现象：

反应方程式：

4. 缓冲溶液的配制及 pH 的测定：见表 1-1-5。

表 1-1-5　缓冲溶液的配制及 pH 的测定

编号	溶液配制	pH 计算值	pH 测定值
1	25ml 1mol/L 氨水+25ml 0.1mol/L NH₄Cl 溶液		
2	25ml 0.1mol/L HAc 溶液+25ml 1mol/L NaAc 溶液		
3	25ml 1mol/L HAc 溶液+25ml 0.1mol/L NaAc 溶液		
4	25ml 0.1mol/L HAc 溶液+25ml 0.1mol/L NaAc 溶液		

5. 缓冲溶液的缓冲作用：见表 1-1-6。

表 1-1-6　缓冲溶液的缓冲作用

编号 4 溶液中	pH 计算值	pH 测定值
1. 加入 10 滴 0.1mol/L HCl 溶液		
2. 再加入 20 滴 0.1mol/L NaOH 溶液		

四、实验结果

内容略。

定量类实验示例　EDTA 溶液的标定

一、实验目的

内容略。

二、实验原理

内容略。

三、实验步骤

实验步骤见图 1-1-2。

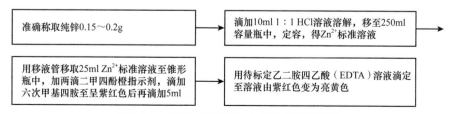

图 1-1-2　EDTA 溶液的标定实验步骤流程图

四、数据记录与处理

将实验数据、结果记录于表 1-1-7。

表 1-1-7　EDTA 溶液的标定实验步骤和结果处理

记录项目	1	2	3
纯锌的质量（g）			
Zn^{2+} 标准溶液的浓度（mol/L）			
EDTA：最初读数（ml）			
最后读数（ml）			
消耗体积（ml）			
每次滴定浓度 c_{EDTA}（mol/L）			
平均浓度 c_{EDTA}（mol/L）			
相对平均偏差			

第二章 学生守则与化学实验室安全规则

一、学生守则

1. 学生应熟悉基础化学实验操作中的安全注意事项。进入实验室后应熟悉实验室的环境、消防器材的存放地点及使用方法。如发生意外情况（如失火），切勿惊慌，应立即报告指导教师，妥善处理。

2. 应准时上课，不得迟到、早退，并根据要求穿工作服（白大褂）。

3. 实验室内严禁吸烟、饮食、打闹，手机保持静音状态，不随意走动，不做与实验无关的事。

4. 实验中使用水、火、电时应注意随用随关。实验完毕，洗净双手，离开实验室。

5. 切勿将洗液、浓酸、浓碱溅在衣服、书本、皮肤上。稀释浓硫酸时，应将浓硫酸缓慢倒入水中，并不断搅拌，切忌将水倒入浓硫酸中。如将试剂溅到皮肤上，应立即用水冲洗，然后再进行相应处理。

6. 绝对不允许任意混合化学试剂，以免发生意外。

7. 加热时，应用火柴点燃酒精灯，绝不允许用已燃酒精灯点燃另一个酒精灯。用试管加热试剂时，不要将试管口对着自己和他人，也不要俯视正在加热的液体。

8. 金属汞易挥发，汞蒸气通过呼吸进入体内，可引起慢性中毒。如打碎温度计，应立即报告指导教师，妥善处理（将洒落的汞尽可能收集起来，并用硫黄粉使汞转变为不挥发的硫化汞）。

9. 实验中的火柴杆、废纸、碎玻璃、毛细管等应倒入垃圾箱，严禁丢入水槽或投到门、窗外。

10. 实验完毕，如有实验仪器和设备损坏，应登记并说明情况，根据损坏原因和损坏情况，由指导教师决定是否全额赔偿或部分赔偿。

附：学生损坏实验仪器和设备的赔偿制度

学生在实验中，不慎或违反操作规程损坏的实验仪器和设备，均应酌情进行赔偿，以便加强教育，督促改进。赔偿的处理办法如下。

1. 学生在教学实验中损坏玻璃仪器超过允许损耗定额者（各课程有具体规定数额）应照价赔偿。若因违反操作规程所损坏的玻璃仪器一律均应照价赔偿（不考虑是否超过损耗定额）；所损坏的精密仪器则视其情节本人改正错误的表现，折价赔偿。

2. 学生损坏仪器/设备后，应及时向指导教师报告，填写领取单及时办理补领手续。如不报/不领，使用他人仪器/设备，经发现，即取消其本学期可容许的损耗定额，所有损坏仪器/设备均应照价赔偿，并根据情节及改正错误的表现，降低其实验考试成绩。

3. 学生在实验中所遗失的仪器，亦同损坏一样处理，参照第1条进行赔偿。

4. 在实验中浪费水、电和药品或其他器材者，应进行教育或在学习成绩的评定中，给予适当处理。

5. 对关心集体、遵守制度、爱护公物、节约器材的学生，应及时给予表扬。

二、化学实验室安全规则

为了保证化学实验课正常、有效、安全地进行，培养良好的实验习惯，并保证实验课的教学质量，学生必须遵守化学实验室的下列安全规则。

（一）实验室一般安全规则

1. 不要用湿手、湿物接触电源、水、火、电使用完毕立即关闭。

2. 加热试管时，不要将试管口对着自己或他人，也不要俯视正在加热的液体，以防液体溅出伤害人体。

3. 嗅闻气体时，应用手轻轻扇动，使少量气体飘进鼻孔，产生有刺激性或有毒气体（如 H_2S、Cl_2、CO、NO_2、SO_2 等）的实验必须在通风橱内进行或注意实验室通风。

4. 使用或产生易挥发和易燃物质的实验，应在远离火源的地方进行，或在水浴中加热。

5. 有毒试剂（如氰化物、汞盐、钡盐、铅盐、重铬酸钾、砷的化合物等）不得进入口内或接触伤口，剩余的废液应倒在废液缸内。

6. 稀释浓硫酸时，应将浓硫酸缓慢注入水中，并不断搅拌，切勿将水倒入浓硫酸中，以免迸溅，造成灼伤。

7. 实验室所有药品不得携出室外，用剩的药品应交还给指导教师。

（二）实验室消防常识

在实验室条件下，经常要使用许多易燃物质，如乙醇、甲醇、苯、甲苯、丙酮、煤油等。这些易燃物质挥发性强，着火点低，在明火、电火花、静电放电等条件下极易引燃起火，造成严重损失，因此使用易燃物质时应严格遵守操作规程。在发生火灾的情况下，应针对起火原因及周围环境采取适宜的灭火方法。一般灭火方法主要遵循两条原则：降低燃烧物温度及燃烧物与空气隔绝。常用水灭火，常用的灭火器有四氯化碳灭火器、二氧化碳灭火器、酸碱灭火器与泡沫灭火器等。其他灭火物质有灭火药粉、黄砂、湿棉毯。

1. 水 水是常用的灭火物质。在常用的固体和液体物质中，水的比热（使单位物质温度升高1℃所吸收的热量或降低1℃释放的热量）、汽化热（液体在一定温度下转化为气体时所吸收的热量）很大。因此，水有很好的冷却能力，可以有效地降低燃烧区的温度,使火焰熄灭。另外,水蒸发成水蒸气时可膨胀至原体积1500倍以上,大大降低燃烧区可燃气体及助燃气体的含量,有利于扑灭火焰。但是在下列情况下,严禁以水灭火。

(1)由比水轻并与水不相溶的液体燃烧而引起的火灾,如石油、汽油、煤油、苯等。这些可燃性液体比水轻,能浮在水面上继续燃烧,并且随着水的流散,扩大燃烧面积。

(2)由电器设备引起的火灾。消防用水中含有各种盐类,是良好的电解质。因此,在电器设备区域(特别是高压区)以水灭火可能造成更大的损失。

(3)火灾地区存有钾、钠等金属。钠、钾与水发生剧烈作用并放出氢气,氢气逸散于空气中即成为爆炸性的混合物,极易爆炸。

(4)火灾地区存有电石时,水与电石反应放出乙炔,同时放出大量热,能使乙炔燃烧甚至爆炸。有时在用水灭火时,也可以在水中溶入一定量的 $CaCl_2$、Na_2SO_4,水蒸发后这些盐附着在燃烧物表面,对熄灭火焰也有一定作用。一般情况下,灭火用水中,$CaCl_2$ 浓度为 30% ~ 35%,Na_2SO_4 浓度为 25%。大气中的水蒸气含量高于 35% 时即可遏止燃烧,因此在装有锅炉设备的场所应用过热蒸汽灭火具有显著的效果。但使用时必须注意安全,小心烫伤。

2. 四氯化碳灭火器 四氯化碳(CCl_4)为无色、易挥发、不燃烧的液体,有特殊的臭味。20℃时其密度为 1.595/cm³,沸点为 76.8℃,凝固点为-22.92℃,不导电,因此适用于电器、电机、电线、配电设备等灭火。CCl_4 气化时吸收的热量并不显著,但产生的不支持燃烧的 CCl_4 气体密度大(是空气的 5.3 倍)。此种气体可有效地覆盖在燃烧物表面并与燃烧产物混合而遏止燃烧,空气中只要含有 10% CCl_4 蒸气,就可以达到灭火效果。CCl_4 蒸气有毒,人吸入浓度 150 ~ 200g/m³,0.5 ~ 1 小时有生命危险。在高温下 CCl_4 能与水作用产生剧毒的光气,有灼热金属存在时,该反应更为剧烈。由于上述情况,使用四氯化碳灭火器灭火后的现场,必须注意通风。常用的四氯化碳灭火器为储压式灭火器,筒中储入 CCl_4 后再压入二氧化碳,筒口有螺旋开关,使用时只要旋开开关,CCl_4 即可喷出。

3. 二氧化碳灭火器 CO_2 比空气重 0.51 倍。在空气中一般积存下层,其临界压力为 7.3MPa,在此条件下即为液体,液体体积仅为标准状态下气体体积的1/500。CO_2 气体不导电,因此广泛用于电器灭火。二氧化碳灭火器是将气态 CO_2 压缩在钢制容器中,气体喷出时经过扁平喇叭形扩散器(又名造雪器),使部分 CO_2 凝为雪花,喷出的雪花状 CO_2 温度可达-78℃左右;雪花状 CO_2 在燃烧区直接气化吸收大量热而使燃烧物温度急降,同时产生 CO_2 气体覆盖在燃烧物表面将火熄灭。二氧化碳灭火器在 90s 内即喷射完毕。因此,使用时应尽量靠近燃烧区。打开开关后将喷嘴对准火焰,由于化雪时的强冷却作用,可能使手冻伤,应注意防护。此种灭火器保存时应防止受热;如有漏气而重量减轻 1/10 时,即应充气。

4. 酸碱灭火器与泡沫灭火器 是利用灭火器中 $NaHCO_3$ 与 H_2SO_4 作用而放出

CO_2，灭火时，CO_2 气体易为气流所冲散，为了克服这一缺点，在 $NaHCO_3$ 溶液中加入了一定量的泡沫剂，使产生的 CO_2 气体包含在泡沫中，喷出的泡沫覆盖在燃烧物表面，隔绝了空气，熄灭了火焰。由于泡沫层比较轻，能浮在密度不大的液体（如汽油、煤油、香蕉水等）表面，因此也适用于这类物质的灭火。酸碱灭火器与泡沫灭火器的药液是强电解质，不能用于电器设备的灭火。另外，药液腐蚀性强，灭火后应及时清理现场。

5. 灭火药粉　灭火药粉的主要成分为 $NaHCO_3$，再加入滑石粉、硅藻土、石棉粉等混合而成。灭火药粉洒于燃烧物表面分解出 CO_2 而起灭火作用。一般灭火药粉装在钢筒中以压缩 CO_2 喷射。

6. 黄砂　黄砂也是常用灭火材料，向燃烧区撒盖黄砂使燃烧物与空气隔绝而遏止燃烧。

7. 湿棉毯　这是一种常用的有效灭火用具，将湿棉毯覆盖在燃烧物表面既可隔绝空气，又可迅速降低燃烧区的温度而遏止燃烧。

第三章 化学试剂的一般知识

一、化学试剂的等级标志和符号

化学试剂的纯度对实验结果准确度的影响很大，不同的实验对化学试剂纯度的要求也不相同，因此，必须了解化学试剂的分类标准。化学试剂的种类很多，世界各国对化学试剂的分类和级别的标准不一致，各国都有自己的国家标准或其他标准（部颁标准、行业标准等）。国际纯粹与应用化学联合会（IUPAC）对化学标准物质的分级也有规定（表1-3-1）。表1-3-1中C级与D级为滴定分析标准试剂，E级为一般试剂。我国化学试剂的产品标准有国家标准（GB）、化工行业标准（HG）及企业标准（QB）。近年来，陆续有一些化学试剂的国家标准在建立或修订过程中不同程度地采用了国际标准或国外的先进标准。我国化学试剂的国家标准根据试剂的纯度和杂质含量，将试剂分为5个等级（表1-3-2）。

表1-3-1　IUPAC对化学标准物质的分级

分级	标准
A级	原子量标准
B级	基准物质
C级	含量为100%±0.02%的标准试剂
D级	含量为100%±0.05%的标准试剂
E级	以C级和D级试剂为标准进行的对比测定所得到的纯度或相当于这种纯度的试剂，比D级的纯度低

表1-3-2　化学试剂的级别和应用范围

级别	名称	英文符号	标签颜色	应用范围
一级	优级纯（保证试剂）	GR	绿色	精密分析研究
二级	分析纯（分析试剂）	AP	红色	分析实验
三级	化学纯	CP	蓝色	一般化学实验
四级	实验试剂	LR	黄色	工业或化学制备
五级	生化试剂（生物染色剂）	BR	咖啡或玫红	生化实验

不同等级的试剂价格相差很大。因此，应根据需要选用试剂，不能认为使用的试剂越纯越好，要有相应的纯水及仪器与之配合才能发挥试剂的纯度作用。一些要求不高的试剂，如配制铬酸洗液的浓硫酸及重铬酸钾，作为燃料及一般溶剂的乙醇等都应使用低廉的实验试剂。

二、化学试剂的包装规格

化学试剂的包装规格是根据化学试剂的性质、纯度、用途和它们的价值而确定的。包装规格是指每个包装容器内盛装化学试剂的净重或体积，一般固体试剂为 500g 一瓶，液体试剂为 500ml 一瓶。国产化学试剂规定为以下五类包装。

第一类为稀有元素，是超纯金属等贵重试剂。由于其价值昂贵，包装规格分为 0.1g（或 ml）、0.25g（或 ml）、0.5g（或 ml）、1g（或 ml）、5g（或 ml）5 种。

第二类为指示剂、生物试剂及供分析标准用的贵重金属元素试剂。由于价值较贵，包装规格有 5g（或 ml）、10g（或 ml）、25g（或 ml）3 种。

第三类为基准试剂或较贵重的固体或液体试剂，包装规格为 25g（或 ml）、50g（或 ml）、100g（或 ml）3 种。

第四类为各实验室广泛使用的化学试剂，一般为固体或有机液体的化学试剂，包装规格为 250g（或 ml）、500g（或 ml）2 种。

第五类为纯度较差的实验试剂，包装规格为 0.5kg（或 L）、1kg（或 L）、2.5kg（或 L）、5kg（或 L）等。

三、使用化学试剂的规则

1. 固体试剂装在广口瓶内，液体试剂则盛在细口瓶或带有滴管的滴瓶内。见光易分解的试剂（如硝酸银）应装在棕色的试剂瓶内。每一试剂瓶上应贴有标签，以标明试剂的名称、浓度和规格。

2. 取用试剂时，必须先看清标签（名称、规格、浓度等），应按实验中的试剂规格、浓度、用量取用。未注明用量的，应尽量少用。

3. 试剂不能直接与手接触。

4. 取用试剂注意不要过量。已取出的试剂不要再倒回原试剂瓶中，以免污染。

5. 取用试剂时，应将瓶塞取下后仰放在桌上；如用滴瓶，不能将滴管倒立，不能将滴管放在桌上，不能使滴管接触容器壁。用完试剂，立即将瓶塞、滴管盖好，应做到随取随盖，各复原位，以防将瓶塞、滴管放回时张冠李戴，污染试剂，造成不必要的浪费。

6. 倒取液体试剂时，应将贴有标签的一面握向手心，以免标签被试剂所侵蚀；试剂若倒出瓶外，应立即擦干净。

7. 定性实验中，某些试剂用量少，并且用量不要求十分准确时，可估计其用量，一般 20 滴约为 1ml，视液体体积大小而定；定量实验中，试剂用量要求准确，可根据实验要求，选用量筒、移液管、刻度滴管等量取试剂。

四、化学试剂的取用

1. 固体试剂的取用

（1）固体试剂通常保存在广口瓶里，取用固体药品一般用药匙。有些块状的药品（如石灰石等）可用镊子夹取。用过的药匙或镊子要立刻用干净的纸擦拭干净，以备下次使用。

（2）一般的固体试剂可以放在干净的纸或表面皿上称量。具有腐蚀性、强氧化性或易潮解的固体试剂不能在纸上称量。不准使用滤纸盛放称量物。

（3）将密度较大的块状药品或金属颗粒放入玻璃容器时，应先横放容器，将药品或金属颗粒放入容器口以后，再使容器慢慢竖立，使块状药品或金属颗粒缓缓滑到容器的底部，以免打破容器。

（4）往试管里装入固体粉末时，为避免药品沾在管口和管壁上，可先使试管倾斜，将盛有药品的药匙（或用小纸条折叠成的纸槽）小心地送至试管底部（图 1-3-1），然后使试管直立起来。

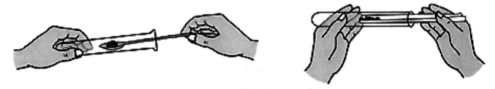

图 1-3-1　往试管里送入固体粉末

（5）有毒固体试剂要在教师指导下取用。

2. 液体试剂的取用

（1）从磨口试剂瓶取用试剂：取下瓶塞把它仰放在台上。用左手拿住容器（如试管、量筒等）。用右手拿起试剂瓶，并注意使试剂瓶上的标签对着手心，倒出所需量的试剂（图 1-3-2）。倒完后，应该将试剂瓶口在容器上靠一下，再使瓶子竖直，这样可以避免遗留在瓶口的试剂从瓶口流到试剂瓶的外壁。倒完试剂后，瓶塞须立刻盖在原来的试剂瓶上，把试剂瓶放回原处，并使瓶上的标签朝外。

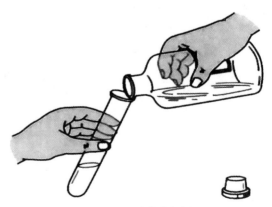

图 1-3-2　液体的倾倒

（2）从滴瓶中取用少量试剂：提起滴管，使管口离开液面。用手指捏紧滴管上部的橡皮胶头，赶出滴管中的空气，然后把滴管伸入试剂中，放开手指，吸入试剂。再提起滴管，将试剂滴入试管或烧杯中（图 1-3-3）。

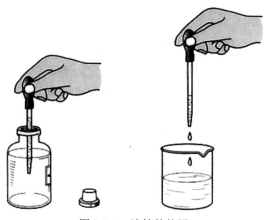

图 1-3-3　滴管的使用

（3）定量取用试剂：可使用量筒或移液管，操作同 2.（1），读取数值时，量筒必须放在水平台面上。视线要与量筒内液体的凹液面的最低处保持水平，再读出液体的体积（图 1-3-4）。多取出的试剂不能倒回原瓶。

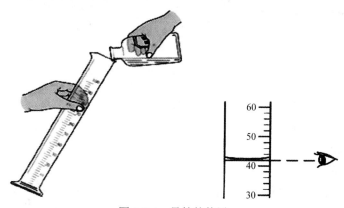

图 1-3-4　量筒的使用

第四章　常用仪器及基本操作

一、化学实验常用仪器介绍

化学实验常用到一些玻璃、瓷质、金属类等仪器，其规格、用途及注意事项见表 1-4-1，按用途大致可分为容器类、量器类和其他器皿类，根据能否受热又可分为可加热和不宜加热两类，一般量器类是不能加热的。

表 1-4-1　化学实验常用仪器及规格、用途及注意事项

常用仪器	规格	用途	注意事项
试管　离心试管	分硬质试管、软质试管、普通试管、离心试管。普通试管以管口外径×长度（mm×mm）表示，如 25×100、10×15 等。离心试管以立方厘米数表示	用作少量试剂的反应容器，便于操作和观察。离心试管还可用于定性分析中的沉淀分离	硬质试管可以加热至高温。加热后不能骤冷，否则易导致试管破裂，特别是软质试管更容易破裂。离心试管只能用水浴加热
试管架	有木质、铝质、塑料材质	放试管用	—
试管夹	由木头、钢或塑料制成	夹试管用	防止烧损或锈蚀
毛刷	以大小和用途表示，如试管刷、滴定试管刷等	洗刷玻璃仪器用	注意防止刷子顶端的铁丝撞破玻璃仪器
烧杯	玻璃材质。分硬质、软质，一般型和高型，有刻度和无刻度。规格按容量（ml）大小表示	用作反应物量较多时的反应容器。反应物在烧杯内更易混合均匀	加热时应放置在石棉网上，使受热均匀
烧瓶	玻璃材质。分硬质和软质。有平底、圆底、长颈、短颈几种及标准磨口烧瓶。规格按容量（ml）大小表示。磨口烧瓶以标号表示其口径的大小，如 14、19 等	用作反应物多且需长时间加热的反应容器	加热时应放置在石棉网上，使受热均匀

常用仪器	规格	用途	注意事项
锥形瓶	玻璃材质。分硬质和软质。规格按容量（ml）大小表示	为反应容器，便于振荡，用于滴定操作	加热时应放置在石棉网上，使受热均匀
量筒和量杯	玻璃材质。以所能量度的最大容积（ml）表示	用于量取/度量一定体积的液体	不能加热，不能用作反应容器，不能量热的液体
容量瓶	玻璃材质。以刻度以下的容积大小表示	用于配制准确浓度的溶液。配制时液面应恰好在刻度线上	不能加热
滴定管（及支架）	玻璃材质。分酸式和碱式两种。规格按刻度最大标度表示	用于滴定或准确量取液体体积	不能加热或量取热的液体。酸式滴定管的玻璃活塞是配套的，不能互换使用
称量瓶	玻璃材质。规格以外径（mm）×高（mm）表示。分"扁型"和"高型"两种	要求准确称量一定量的固体样品时用	不能直接用火加热，瓶和塞是配套的，不能互换

续表

常用仪器	规格	用途	注意事项
干燥器	玻璃材质。规格以外径（mm）大小表示。分普通干燥器和真空干燥器	内放干燥剂，可保持样品或产物的干燥	防止盖子滑动打碎，灼热的东西待稍冷后才能放入
药勺	由牛角、瓷或塑料制成，现多数是塑料的	取固体试剂用，药勺两端各有一勺，一大一小，根据试剂用量的大小分别选用	取用一种试剂后，必须洗净，并用滤纸擦干后，才能另取一种试剂
滴瓶　细口瓶　广口瓶	多为玻璃材质	广口瓶用于盛放固体样品；细口瓶、滴瓶用于盛放液体样品；不带磨口的广口瓶可用作集气瓶	不能直接用火加热。瓶塞不要互换，不能盛放碱液，以免腐蚀瓶塞
蒸发皿	以口径或容积大小表示，用瓷、石英或铂来制作	用于蒸发浓缩液体，随液体性质不同可选用不同材质的蒸发皿	能耐高温，但不宜骤冷。蒸发溶液时，一般放在石棉网上加热
坩埚	以容积（ml）大小表示，用瓷、石英、铁、镍或铂来制作	用于灼烧固体。随固体性质不同可选用不同材质的坩埚	可直接用火灼烧至高温，热的坩埚稍冷后移入干燥器中存放
泥三角	由铁丝弯成并套有瓷管，有大小之分	灼烧坩埚时放置坩埚用	—
石棉网	由铁丝编成，中间涂有石棉，有大小之分	石棉是一种不良导体，它能使受热物体均匀受热，不造成局部高温	不能与水接触，以免石棉脱落或铁丝锈蚀

常用仪器	规格	用途	注意事项
铁架台	—	用于固定或放置反应容器。铁环还可以用作漏斗架	—
三脚架	铁制品，有大小、高低之分，比较牢固	放置较大或较重的加热容器	—
表面皿	以口径大小表示	盖在烧杯上，防止液体迸溅或其他用途	不能用火直接加热
漏斗和长颈漏斗	以口径大小表示	用于过滤等操作。长颈漏斗适用于定量分析中的过滤操作	不能用火直接加热
吸滤瓶和布氏漏斗	布氏漏斗为瓷质。以容量或口径大小表示。吸滤瓶为玻璃质，以容量大小表示	两者配套使用，用于沉淀的减压过滤（利用水泵或真空泵降低吸滤瓶中压力以加速过滤）	滤纸要略小于漏斗的内径才能贴紧。不能用火直接加热

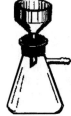

续表

常用仪器	规格	用途	注意事项
分液漏斗	以容积大小和形状（球形、梨形）表示	用于互不相溶的液-液分离，也可用于向少量气体发生器装置中加液	不能用火直接加热。漏斗塞子不能互换，活塞处不能漏液
研钵	用瓷、玻璃、玛瑙或铁制成。规格以口径大小表示	用于研磨固体物质或固体物质的混合。按固体的性质和硬度选择不同的研钵	不能用火直接加热。大块固体物质只能碾压，不能捣碎
燃烧匙	铁制品或铜制品	用于检验物质可燃性用	用后立即洗净，并将匙勺擦干
水浴锅	铜或铝制品	用于间接加热，也用于控温实验	用于加热时，防止将锅内水烧干。用完后将锅内水倒掉，并擦干锅体，以免腐蚀
三颈瓶	根据容积（ml）分为100、250、500、1000等规格	用于搅拌回流和机械搅拌	—

常用仪器	规格	用途	注意事项
蒸馏烧瓶	根据容积（ml）分为50、100、250、1000等规格	适用于各种合成反应和液体蒸馏	加热时应放在石棉网上
球形冷凝管	以长度（300mm、400mm）表示其大小	用于冷凝和回流；用于回流时要直立使用	—
气体发生器	以容积（ml）表示	用于实验室制气，装入的固体反应物的粒度较大。不适用颗粒细小的固体反应，不能加热	—
干燥管	—	用来干燥空气中水分，防止水分进入仪器中或用于不需水分的反应系统	—
蒸馏头　　克氏蒸馏头	—	用于蒸馏，减压时用克氏蒸馏头	—

续表

常用仪器	规格	用途	注意事项
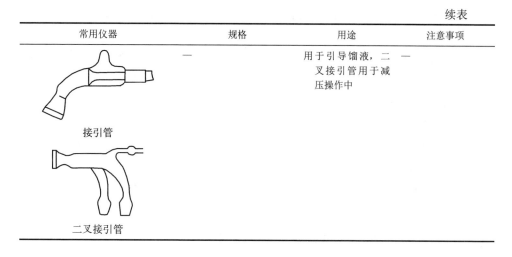 接引管 二叉接引管	—	用于引导馏液，二叉接引管用于减压操作中	—

二、玻璃仪器的洗涤

医用化学实验室经常使用玻璃仪器。用不干净的仪器做实验，得不到准确结果，因此在进行医用化学实验前必须把仪器洗干净。

洗净玻璃仪器不仅是医用化学实验前必须做的准备工作，也是一个技术性工作。洗净玻璃仪器的方法很多，应根据实验要求、污物的性质和污染的程度来洗涤。

一般附着在玻璃仪器上的污物有尘土和其他不溶性物质、有机物质和油污，可分别用下列方法洗涤。

1. 刷洗　用水和不同规格的毛刷刷洗玻璃仪器内、外壁，除去玻璃仪器上的尘土、不溶性物质和可溶性物质。刷洗烧杯、试管的方法见图1-4-1、图1-4-2。

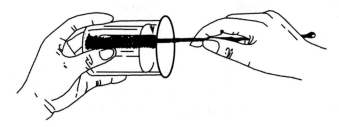

图 1-4-1　刷洗烧杯

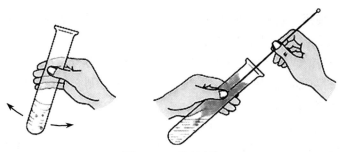

图 1-4-2　刷洗试管

2. 用去污粉或合成洗涤剂刷洗 可洗去油污和有机物质，若油污仍洗不净，可用热碱液洗涤。

3. 用洗液洗 称量瓶、移液管、滴定管宜用洗液浸泡、洗涤。洗液具有很强的腐蚀性，使用时必须小心。无论用什么方法，均应用毛刷刷洗，而不能直接用手在仪器壁上擦洗。已洗净的仪器壁上，不应附着不溶物和油污。检查仪器洗净与否，可在仪器中装入水后再倒置过来，如果待水流出后，仪器壁上留下一层既薄又均匀的水膜，不挂水珠，即表示仪器已洗干净，否则应重洗。至此，可用少量蒸馏水冲洗仪器 2～3 次，冲净自来水带来的杂质，即可使用。

已洗净的仪器不能再用布或纸擦，也不要用手拿着仪器甩水，可把仪器倒置于干净的仪器架上或平放在实验台上待用。

三、酒精灯及台秤的使用与过滤分离

1. 酒精灯的使用 在化学实验中，加热常用酒精灯。酒精灯为玻璃制品，盖子为玻璃磨口盖或是塑料盖（图 1-4-3）。

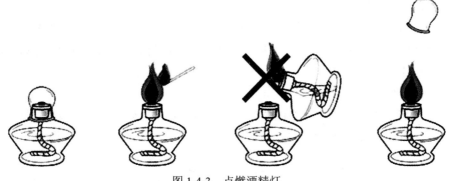

图 1-4-3　点燃酒精灯

在使用前，应先检查酒精灯内乙醇是否充足，如需添加乙醇，应借助小漏斗。添加量应不超过酒精灯总容量的 2/3。点燃酒精灯时应用火柴，切不可用已燃烧的酒精灯去点燃别的酒精灯，这样极易使乙醇溢出，引起烧伤或火灾。用毕，将盖子盖上，使火焰熄灭，切忌用嘴吹熄。如是玻璃磨口盖，火熄灭后，还应再打开一下盖子，防止盖子被吸住。实验过程中，如需添加乙醇，应先熄火，再添加乙醇。

2. 台秤的使用 台秤也称普通天平（图 1-4-4），用于精确度不高的称量，最大载荷为 200g 的台秤，能准确称至 0.1g。

使用前先将游码拨至标尺左端"0"处，观察指针摆动情况。如果指针在刻度盘的中央左右摆动距离相差很大，或完全偏到一边，则必须调节平衡螺母至指针在刻度"0"后方可使用。

称量时，左盘放称量物，右盘放砝码，10g（或 5g）以下可移动标尺上的游码，直至台秤两边平衡，即指针停点与刻度零点相符时，砝码与游码所标重量之和就

是称量物的质量。

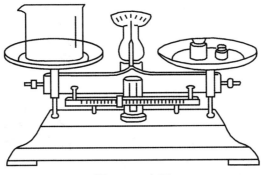

图 1-4-4 台秤

现在实验室常用的称量仪器是电子台秤（图1-4-5）。其称量方便、快捷、准确。

3. 过滤分离 溶液和沉淀分离最常用的方法是过滤。溶液的温度、黏度，过滤时的压力，滤纸孔隙大小和沉淀物的性质都会影响过滤的速度。选用过滤方法应考虑上述各因素，过滤分为常压过滤和减压过滤。

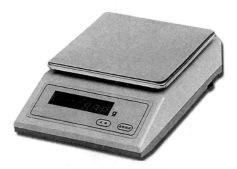

图 1-4-5 电子台秤

（1）常压过滤：是最简便和常用的过滤方法，使用玻璃漏斗和滤纸进行过滤。根据要过滤的沉淀多少，选择大小合适的漏斗，玻璃漏斗有内壁平滑型和沟纹型两种，后者可加快过滤速度。玻璃漏斗的管状部有长有短，如果滤液中的溶质较易析出时多选用短颈漏斗。滤纸有圆形和方形两种，方形也可剪成圆形使用，一般按四折法折叠。将折好的滤纸展开一层，使滤纸呈圆锥形放入漏斗内，滤纸边缘应比漏斗低 0.5 ~ 1cm，用少量蒸馏水润湿滤纸，使其紧贴漏斗内壁（图1-4-6）。

过滤前应将接收滤液的容器洗干净，将漏斗置于漏斗架上，使漏斗的出口靠在接收容器的内壁，使溶液顺着器壁流下，不致四溅。过滤时先倾倒溶液，然后再转移沉淀，这样速度较快。转移溶液及沉淀时，应沿着玻璃棒倾入玻璃漏斗内壁三层滤纸处，切勿将滤纸底部弄破。每次加入玻璃漏斗中的溶液不得超过滤纸容量 2/3，以免溢过滤纸而漏下，失去滤纸的作用。最后，应用少量蒸馏水冲洗装沉淀液的容器，使其全部转入玻璃漏斗内。

（2）减压过滤：可加快过滤速度，适于沉淀中的液体含量较低情况。减压过滤装置包括布氏漏斗、吸滤瓶和真空泵，连接方式见图1-4-7。操作方法为连接好装置后，将与布氏漏斗内底面积合适的圆形滤纸平整放入布氏漏斗内，用少量蒸馏水将滤纸润湿，将待过滤物放入布氏漏斗内，其量不超过布氏漏斗总容量的 2/3，打开真空泵开关，使滤液滤下，可用玻璃棒轻微搅动，使沉淀平铺在布氏漏

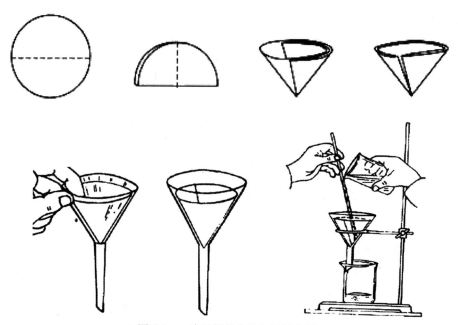

图 1-4-6　滤纸折叠方法与过滤装置

斗中，抽滤至沉淀比较干燥为止。关闭真空泵，将布氏漏斗取下，把沉淀转移到其他容器中，进行下一步实验。减压装置使用完毕，应将电源插头拔下。

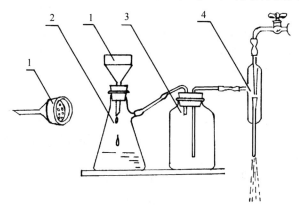

图 1-4-7　减压抽滤装置

1.布氏漏斗；2.吸滤瓶；3、4.减压装置

第二篇 基础化学实验

实验一 凝固点降低法测摩尔质量

课前问题

1. 如何测定葡萄糖的摩尔质量？葡萄糖在医学中有何作用？

2. 本实验是用我们学过的哪种方法来测定葡萄糖摩尔质量的？

3. 实验中，所用的制冷剂是何物？为什么可用作制冷剂？

4. 葡萄糖摩尔质量至少测定几次？为什么？

5. 用沸点升高法能否测定葡萄糖摩尔质量？凝固点降低法与沸点升高法相比，各有什么优缺点？

一、实验目的

1. 掌握溶液凝固点的测定技术，测定葡萄糖的摩尔质量。

2. 通过实验加深对稀溶液依数性的理解。

3. 掌握凝固点降低测定管、精密温度计的使用方法及实验数据的计算方法。

二、实验原理

凝固点降低法是将已知摩尔质量的溶液逐渐冷却为过冷溶液后促使溶剂析出；当晶体生成时，放出的凝固热使系统温度回升，当放热与散热达成平衡时，温度不再改变，此温度即为溶液的凝固点。本实验测定纯溶剂的凝固点 T_f^0（K）和溶液的凝固点 T_f（K）之差，即溶液的凝固点降低值 ΔT_f。

$$\Delta T_f = T_f^0 - T_f \tag{2-1-1}$$

稀溶液的凝固点降低值 ΔT_f 与溶质的质量摩尔浓度 b_B 关系为

$$\Delta T_f = K_f \cdot b_B \tag{2-1-2}$$

难挥发性水溶液的摩尔凝固点降低常数 K_f（K·kg/mol）是已知的，数值为 1.86K·kg/mol，如通过实验准确测出纯水的凝固点 T_f^0 和葡萄糖溶液的凝固点 T_f，就可以计算得出凝固点降低值 ΔT_f，若称取一定量的溶剂 m_A（g）和溶质 m_B（g），配成稀溶液，则此溶液的质量摩尔浓度 b_B 为

$$b_B = \frac{m_B}{m_A M_B} \times 10^3 \tag{2-1-3}$$

由此可导出计算溶质摩尔质量 M_B（g/mol）的公式：

$$M_B = K_f \frac{m_B}{m_A \Delta T_f} \times 10^3 \tag{2-1-4}$$

由于水溶液的 K_f 是已知的，因此通过实验测定 ΔT_f，便可用式（2-1-4）求得 M_B。

当纯溶剂（如水）逐渐冷却时，温度均匀下降。待溶剂开始凝固时，由于放出的凝固热补偿了热损失，温度恒定，即为溶剂的凝固点。当溶剂全部凝固后，温度又均匀下降，如图 2-1-1（1）。但在实际过程中常发生过冷现象，如图 2-1-1（2），以温度回升后的恒定温度作为溶剂的凝固点 T_f^0。冷却溶液时，温度下降，当有溶剂凝固析出时，溶液浓度逐渐变大，溶液的凝固温度也逐渐下降，如图 2-1-1（3）。但实际过程中，当有溶剂开始凝固时，也发生过冷现象，如图 2-1-1（4），以过冷回升的最高温度作为该溶液的凝固点 T_f。

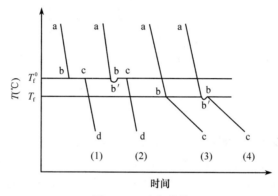

图 2-1-1　冷却曲线

a、b、b′、c、d 均表示溶剂在冷却过程中的位置

三、仪器与试剂

测量液体凝固点的装置、精密温度计（1/10 刻度）、小量筒（10ml）、已知质量分数的葡萄糖待测液[①]（$C_6H_{12}O_6 \cdot H_2O$）、粗食盐、冰块等。

四、实验步骤

（1）制冰盐浴：在大烧杯中装入 2/3 碎冰、1/3 自来水和约 20g 粗食盐后进行搅拌，边搅拌边用精密温度计测量冰盐浴温度，使冰盐浴温度为 –7 ～ –5℃，并使

[①] 被测物质的纯度对测定结果影响较大，由于市售葡萄糖的含水量与分析纯葡萄糖（$C_6H_{12}O_6 \cdot H_2O$）有一定偏差，影响实验结果，故在配制葡萄糖溶液时，应将称取的葡萄糖质量 m_1 乘以校正系数 a，得校正质量 m_2，即 $m_2 = a \cdot m_1$，将校正过的 m_2 带入计算公式，可避免因葡萄糖中含水量的变动引起分子量计算的偏差。校正系数 a 可通过测定该葡萄糖溶液旋光度的方法解决。例如，准确称取某葡萄糖 8.8547g，溶解于 50ml 容量瓶中，定容。20℃ 恒温 6h（此时，变旋已达平衡），在 2dm 的旋光管中测得旋光度为 17.3°。根据葡萄糖比旋光度 $[\alpha]_D^{20}=$ 52.7°，则此溶液每毫升所含无水葡萄糖应为 $\frac{17.3}{2 \times 52.7} = 0.164$（g/ml），故 50ml 上述溶液中水葡萄糖含量应为 $\frac{0.164 \times 50 \times 198.17}{180.16} \approx 9.02$（g），［摩尔质量 $C_6H_{12}O_6 \cdot H_2O$=198.17（g/mol），$C_6H_{12}O_6$=180.16（g/mol）］故 $C_6H_{12}O_6 \cdot H_2O$ 的校正系数 $a = \frac{9.02}{8.8547} \approx 1.02$。

冰盐浴保持此温度。

（2）装冷冻管：见图2-1-2。

（3）测定纯溶剂（蒸馏水）的凝固点 T_f^0：将盛有 5ml 左右蒸馏水的冷冻管直接浸入冰盐浴中，上下提动冷冻管中搅拌器至开始结晶，改为缓慢搅拌，当降至凝固点附近时停止搅拌，观察温度计，待温度回升后直至稳定为止，记录稳定时的温度，此温度为蒸馏水凝固点参考温度。将冷冻管用手捂热，使冰全部融化。再将冷冻管重新放入冰盐浴中，按上述方法操作。如此重复测定 3 次，取平均值即为蒸馏水的凝固点 T_f^0（每次测量温度之差不超过 0.1℃）。

（4）葡萄糖溶液凝固点 T_f 的测定：将冷冻管中蒸馏水倒净，并用已知摩尔质量的葡萄糖待测液润洗冷冻管 2 次（每次用液约2ml），取 5ml 左右葡萄糖待测液于冷冻管中，用上述方法进行操作，测出葡萄糖待测液的凝固点 T_f 及凝固点降低值 ΔT_f（$\Delta T_f = T_f^0 - T_f$）。

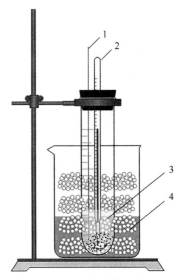

图 2-1-2　实验装置图

1. 搅拌器；2. 精密温度计；3. 纯溶剂或葡萄糖溶液；4. 冰盐水混合物

（5）计算：将有关数据代入公式，计算出葡萄糖的摩尔质量。

五、数据记录与处理

将以上数据记录于表 2-1-1。

表 2-1-1　凝固点降低法测摩尔质量的实验数据

溶液中溶剂质量 m_A（g）_____；溶质质量 m_B（g）_____

被测物质	凝固点（K）					凝固点降低值 ΔT_f（K）	m_A 溶剂质量（g）/ m_B 溶质质量（g）
	参考温度	1	2	3	平均值		
纯溶剂（蒸馏水）							
溶液（葡萄糖）							
葡萄糖溶液的摩尔质量 M_B（g/mol）	$M_B = K_f \dfrac{m_B}{m_A \Delta T_f} \times 10^3 =$						

注：开氏度（K）＝摄氏度（℃）+273.15

葡萄糖的摩尔质量 M_B：180.16g/mol（理论值）。

六、实验思考题

1. 什么是凝固点？凝固点降低公式在什么条件下才适用？它能否用于电解质溶液？

2. 本实验方法在医学和药学上有何实用价值？

七、注意事项

1. 实验所用的冷冻管必须洁净、干燥。

2. 冷却过程中搅拌要充分，但不可使搅拌器头端超出液面，以免将样品溅在器壁上。

3. 生成的晶体必须完全融化后才能进行下一次的测量。

实验二　乙酸解离度和解离常数的测定

课前问题

1. 弱酸的解离度和解离常数有何相同点和不同点？两者的关系如何？

2. 本实验是通过测定溶液的何值而求得弱酸的解离常数的？

3. 如果溶液的 pH 测定不准确，对解离常数的测定是否有影响？

4. 本实验配制的 5 个不同浓度 HAc 溶液的解离度是否一样？解离常数是否一样？

5. 温度对解离度和解离常数的影响是否相同？

6. 测定溶液的 pH 时，应从浓溶液到稀溶液，还是相反，为什么？

一、实验目的

1. 测定 HAc 溶液的解离度和解离常数，加深对解离度和解离常数的理解。

2. 学会使用酸度计。

二、实验原理

HAc 是弱电解质，在溶液中存在下列质子转移平衡

$$HAc + H_2O \rightleftharpoons H_3O^+ + Ac^-$$

其解离常数 K_d 表达式为

$$K_d = \frac{[H_3O^+][Ac^-]}{[HAc]} \tag{2-2-1}$$

设 HAc 的初始浓度为 c，解离度为 α，平衡时 $[H_3O^+] = [Ac^-] = c\alpha$，代入式（2-2-1）得

$$K_d = \frac{c\alpha \cdot c\alpha}{c - c\alpha} = \frac{c\alpha^2}{1 - \alpha} \tag{2-2-2}$$

在一定温度下，用酸度计测定一系列已知浓度 HAc 溶液的 pH，即可求出 $[H_3O^+]$，由 $\alpha = [H_3O^+]/c$，求出解离度，代入式（2-2-2），可得一系列对应的 K_d，取平均值即为该温度下的 HAc 溶液解离常数。

三、仪器与试剂

移液管、烧杯（50ml）、玻璃棒、容量瓶（50ml）、酸度计、0.1mol/L HAc 溶液、蒸馏水等。

四、实验步骤

1. 配制不同浓度的 HAc 溶液　用移液管分别移取 10ml、20ml、30ml 的 0.1mol/L

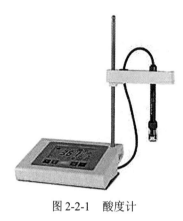

图 2-2-1 酸度计

HAc 溶液于 3 个 50ml 容量瓶中，加蒸馏水稀释并定容，首先计算 3 份 HAc 溶液的准确浓度，并将以上配制好的 HAc 溶液分别转移到干燥洁净的 50ml 烧杯中，按由稀到浓的次序用酸度计（图 2-2-1）分别测定溶液的 pH，记录数据（表 2-2-1）。

2. 计算 HAc 解离度和解离常数 根据 HAc 解离度计算式和解离常数的表达式，分别计算上述配制的 HAc 溶液的解离度与解离常数，并计算在实验室温度下，HAc 溶液解离常数的平均值，记录数据（表 2-2-1）。本实验测定的 K_d 应为 $1.0\times10^{-5}\sim2.0\times10^{-5}$（当 $T=298.15K$ 时，$K_d=1.75\times10^{-5}$）。

五、数据记录与处理

将以上数据记录于表 2-2-1。

表 2-2-1 解离度和解离常数测定数据记录表

编号	V_{HAc}（ml）	$V_总$（ml）	c	pH	$[H_3O^+]$	α	K_d	$K_{d（平均）}$
1	10	50						
2	20	50						
3	30	50						

六、实验思考题

1. 根据 3 种不同浓度的 HAc 溶液的 K_d，可以得到 HAc K_d 的平均值。那么，解离度是否也可以求平均值？

2. 若改变温度，K_d 和 α 有无改变？

3. 本次实验测得的 K_d 为什么是两位有效数字？

附：酸度计的校准和测量

一、校　　准

为获得更高的准确性，建议使用内置温度探头的电极，或搭配使用单独的温度探头。如果使用手动温度补偿（MTC）模式，则应输入正确的温度值并保持所有缓冲溶液和样品溶液处于设定温度。为确保最准确的 pH 读数，应定期校准。

本实验采用可执行一、二、三点校准的酸度计。如果从 4 种预设的缓冲溶液中选择其中一种，缓冲溶液能在校准过程中被自动识别并显示出来（自动缓冲溶液识别）。

1. 一点校准

（1）将电极连接到仪表。

（2）将电极放入校准缓冲溶液中。

（3）按下 Cal 按键。

1）显示屏上显示出 ⿰ 和 ⿰：在测量过程中，显示上次校准的 pH。根据终点方式不同，当信号稳定（自动终点方式）或按下 Read 按键（手动终点方式）时仪器停止测量。

2）在终点，⿰从显示屏消失，屏幕显示已识别缓冲溶液在当前温度下的 pH。

（4）按下 Read 按键完成一点校准。

2. 二点校准　首先执行一点校准，然后按以下步骤操作。

（1）用去离子水冲洗电极。

（2）将电极放入下一种校准缓冲溶液中，按下 Cal 按键。

1）显示屏上显示出 ⿰ 和 ⿰：在测量过程中，显示上次校准的 pH。根据终点方式不同，当信号稳定（自动终点方式）或按下 Read 按键（手动终点方式）时仪器停止测量。然后计算偏移值和斜率。

2）在终点，⿰从显示屏消失，屏幕显示已识别缓冲溶液在当前温度下的 pH。

（3）按下 Read 按键完成二点校准。

3. 三点校准

（1）执行二点校准中所述的相同步骤。

（2）重复二点校准的第（1）、（2）和（3）步，来进行三点校准。

二、测　　量

1. 测量模式　本实验采用提供两种测量模式（pH 和 mV）的酸度计。按下 Mode 按键，在 pH 和 mV 模式之间切换。

2. 测量 pH

（1）将电极连接到仪表，确保 pH 测量模式已选。

（2）将电极放入样品中，然后按下 Read 按键开始测量。

1）小数点将闪烁。

2）显示屏上显示出样品的 pH。

3）当选择了自动终点方式并且信号稳定后，显示屏将自动锁定，出现 ⿰，且小数点停止闪烁。如果自动终点之前按下 Read 按键，显示屏将锁定，出现 ⿰。

（3）如果选择手动终点方式，按下 Read 按键以手动终点方式记录测量值。显示屏锁定并出现 ⿰。

注意，长按 Read 按键可在自动和手动终点模式之间切换。

3. 测量 mV

（1）将电极连接到仪表，确保 mV 模式已选。

（2）执行测量 pH 步骤（2）和（3）中所述的相同步骤。

实验三　缓 冲 溶 液

课 前 问 题

1. 缓冲溶液的组成有何特点？

2. 缓冲溶液的理论 pH 和实测值不相同的原因是什么？

3. 计算由 NaH_2PO_4 和 Na_2HPO_4 组成的缓冲溶液的 pH 时，共轭酸解离常数（pK_a）应该用什么值？

4. 总浓度如何影响缓冲能力？

5. 缓冲比如何影响缓冲能力？

6. 可否用 HAc 和 NaOH 溶液配制缓冲溶液？

7. 可否用氨水和 HCl 溶液配制缓冲溶液？

8. 本实验的 1、3、5 号溶液，哪个缓冲能力最大？为什么？

9. NaCl 溶液有没有缓冲作用？为什么？

10. 本实验中在考察 NaCl 溶液缓冲作用时，为什么用 pH 试纸测溶液的 pH，而不用酸度计？

一、实 验 目 的

1. 了解缓冲溶液的配制及其性质。

2. 进一步熟悉酸度计的使用方法。

二、实 验 原 理

能够抵消少量外加酸、碱或溶液稀释的影响，本身 pH 不发生明显改变的溶液，称作缓冲溶液。缓冲溶液一般由一对共轭酸碱组成，其理论 pH 可用式（2-3-1）计算

$$pH = pK_a + \lg \frac{[B^-]}{[HB]} \qquad (2\text{-}3\text{-}1)$$

由此可知：缓冲溶液的 pH 取决于 pK_a 和缓冲比（即 $\frac{[B^-]}{[HB]}$）。当共轭酸碱对确定后，pK_a 是常数，此时若缓冲比为 1∶1，即 $pH = pK_a$，缓冲溶液的缓冲能力最大。若加蒸馏水稀释（稀释倍数是有限的），由于共轭酸碱浓度降低相同倍数，缓冲比基本不变，所以 pH 基本不变。

配制缓冲溶液时，取相同浓度的共轭酸和共轭碱，随着两者的体积不同，即可得到不同 pH 的缓冲溶液。

缓冲容量是衡量缓冲溶液缓冲能力大小的量度，其大小与缓冲溶液的总浓度、

缓冲比有关。缓冲比一定时，缓冲溶液的总浓度越大，缓冲容量越大。总浓度一定，缓冲比为 1:1 时，缓冲容量最大。

测定 pH 的方法很多，对结果要求不高时，可用 pH 试纸。在精密度要求高的实验中，应该用酸度计测定。

三、仪器与试剂

移液管（20ml、5ml）、酸度计、复合电极、烧杯（50ml）、0.1mol/L NaCl 溶液、0.1mol/L Na$_2$HPO$_4$ 溶液、0.1mol/L NaH$_2$PO$_4$ 溶液、0.1mol/L HCl 溶液、0.1mol/L NaOH 溶液、2mol/L NaOH 溶液、0.1mol/L HAc 溶液、1.0mol/L HAc 溶液、0.1mol/L NaAc 溶液、1.0mol/L NaAc 溶液、甲基红指示剂、pH 试纸等。

四、实验步骤

1. 缓冲溶液的配制及 pH 测定　用 20ml 和 5ml 移液管各 2 支，按表 2-3-1 配制缓冲溶液，摇匀。计算 pH，并用酸度计分别测定 pH，保留溶液，做后续实验。讨论理论值和实验值之间的误差原因。

表 2-3-1　缓冲溶液 pH 理论值与实验值测定数据记录表

烧杯编号	0.1mol/L Na$_2$HPO$_4$ 溶液（ml）	0.1mol/L NaH$_2$PO$_4$ 溶液（ml）	pH 理论值	pH 实验值
1	18	2		
2	15	5		
3	20	20		
4	5	15		
5	2	18		

2. 缓冲溶液的性质

（1）将上述烧杯编号为 3 的溶液分成两等份，一份中加入 5 滴 0.1mol/L HCl 溶液，测 pH；另一份加入 5 滴 0.1mol/L NaOH 溶液，测 pH。根据 pH 的变化情况，得出什么结论？

（2）用移液管取 20ml 0.1mol/L NaCl 溶液两份，分置烧杯中，用 pH 试纸测 pH，然后，向一份中加入 5 滴 0.1mol/L HCl 溶液，用 pH 试纸测 pH；另一份中加入 5 滴 0.1mol/L NaOH 溶液，测 pH。根据 pH 的变化情况，说明 NaCl 溶液是否具有缓冲作用（为什么用 pH 试纸测 pH）？

3. 缓冲容量与缓冲比的关系　取步骤 1 的 1、2、3 号溶液，分别加入 5 滴 0.1mol/L HCl 溶液，摇匀后分别用酸度计测定 pH，结合以上数据，填表 2-3-2。

表 2-3-2　缓冲容量与缓冲比的关系测定数据记录表

烧杯编号	缓冲比	原溶液 pH	加入 5 滴 0.1mol/L HCl 溶液后的 pH	ΔpH（$=pH_{加\,HCl\,前}-pH_{加\,HCl\,后}$）
1	9∶1			
2	3∶1			
3	1∶1			

缓冲比为表 2-3-1 中 Na_2HPO_4 溶液与 NaH_2PO_4 溶液用量比

根据 ΔpH 的大小，得出什么结论？

4. 缓冲容量与缓冲溶液总浓度的关系　在 2 支干净的试管中，根据表 2-3-3 进行实验，由此得出什么结论？

表 2-3-3　缓冲容量与缓冲溶液总浓度的关系测定数据记录表

试管编号	共轭酸碱用量	甲基红指示剂用量	溶液由红变黄需 2mol/L NaOH 溶液的滴数
1	0.1mol/L HAc 溶液、0.1mol/L NaAc 溶液各 1ml	1 滴	
2	1mol/L HAc 溶液、1mol/L NaAc 溶液各 1ml	1 滴	

五、实验思考题

1. 步骤 1 中，计算各溶液 pH 时，pK_a 应该用什么值？

2. 以本次实验所用的缓冲溶液为例，说明缓冲溶液的缓冲作用原理。

3. $NaHCO_3$ 溶液是否具有缓冲作用？为什么？

六、注意事项

1. 测量溶液时移液管需要润洗。

2. 酸度计需校准正确。

3. 测定 pH 时从理论 pH 低到高的顺序依次测定。

实验四　分光光度法测 Fe^{3+} 含量（分子吸收光谱）

课 前 问 题

1. 分光光度法的理论依据是什么？
2. 朗伯-比尔定律的适用条件是什么？
3. 物质显示的颜色和其吸收的光有没有关系？
4. 为什么要找最大吸收波长？
5. 透光率和吸光度是什么关系？
6. 寻找最大吸收波长的方法是什么？

一、实 验 目 的

1. 掌握分光光度法测定 Fe^{3+} 的原理和方法。
2. 掌握分光光度计的使用方法。
3. 学习测绘吸收曲线和标准工作曲线。

二、实 验 原 理

分光光度法是根据物质的吸收光谱及光的吸收定律（朗伯-比尔定律），对物质进行定性、定量分析的一种分析方法。

单色光为单一波长的光。

多色光为由不同波长组成的光。

白光就是一种多色光，它是由红、橙、黄、绿、青、青蓝、蓝、紫等颜色的光按照一定的比例混合而成。若两种颜色的光按照适当的强度比例混合可成白光，则这两种光称为互补色光（图 2-4-1）。

物质对光的吸收具有选择性，若溶液选择性地吸收了某种颜色的光，则溶液呈吸收光的互补光，透光率（transmittance，T）为透射光的强度（I_t）与入射光强度（I_0）之比。透光率

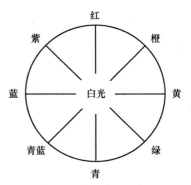

图 2-4-1　互补色光示意图

越大，溶液对光的吸收越少；透光率越小，溶液对光的吸收越多。吸光度（A）为透光率的负对数，吸光度越大，溶液对光的吸收越多。

$$T = \frac{I_t}{I_0} \tag{2-4-1}$$

$$A = -\lg T = \lg \frac{I_0}{I_t} \tag{2-4-2}$$

分光光度法的基础是朗伯-比尔定律，即波长一定的单色光通过某一均匀透明的溶液，其吸光度与溶液浓度、液层厚度及吸光系数成正比，即

$$A=k \cdot c \cdot b \tag{2-4-3}$$

式中，k 为吸光系数；b 为液层厚度；c 为溶液浓度。

当被测物质的液层厚度固定不变，光的波长和强度也固定不变，则吸光度只与溶液中有色物质的浓度及吸光系数成正比，故

$$A=k \cdot c \tag{2-4-4}$$

通常利用一个空白溶液和一个标准溶液，测定标准溶液不同波长（λ）光的吸光度，以波长为横坐标，吸光度为纵坐标，绘制物质的吸光度随入射光波长变化的关系曲线（图 2-4-2），所得的曲线称为分子吸收光谱（吸收曲线）。吸收曲线中，吸光度最大处的波长为最大吸收波长（λ_{max}），若在最大吸收波长处测定吸光度，则灵敏度最高。吸收光谱体现了物质的特性，是进行定性、定量分析的基础。最大吸收波长是定性分析的依据，而溶液浓度越大，则吸光度越大，是进行定量分析的依据。

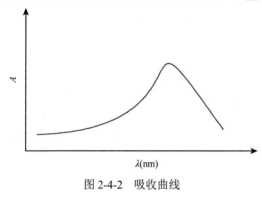

图 2-4-2 吸收曲线

显色反应：如果测定是浅色离子（Fe^{3+}），则需要加入显色剂（硫氰酸钾、邻二氮菲、磺基水杨酸）与之形成深色络合物。例如：

$$Fe^{3+}+6SCN^- \longrightarrow [Fe(SCN)_6]^{3-}（血红色）$$

三、仪器与试剂

S22PC 型分光光度计、移液管、比色皿、容量瓶（50ml）、吸量管（5ml）、0.1mg/ml Fe^{3+} 标准溶液、3mol/L HNO_3 溶液、300g/L KSCN 溶液、50g/L $(NH_4)_2S_2O_8$ 溶液、蒸馏水等。

四、实验步骤

1. 测量溶液的配制 按表 2-4-1 配制溶液，每加一种试剂之前都应先摇匀（不要加盖）容量瓶中的溶液。

表 2-4-1 测量溶液与参比溶液的配制

试剂	测量溶液	参比溶液
0.1mg/ml Fe^{3+} 标准溶液（ml）	2	0
3mol/L HNO_3 溶液（ml）	3	3
300g/L KSCN 溶液（ml）	5	5

续表

试剂	测量溶液	参比溶液
50g/L $(NH_4)_2S_2O_8$ 溶液（滴）	1	1
定容后体积（ml）	50	50

2. 吸光度的测定 用两个 1cm 比色皿分别盛测量溶液和参比溶液，从 440nm 至 560nm，每隔 10nm 测 1 次吸光度。每次读数应测定 3 次，取平均值。

3. 吸收曲线的绘制 以吸光度（A）为纵坐标，吸收波长（λ）为横坐标，在方格坐标纸上绘制，并确定出最大吸收波长（λ_{max}）（图 2-4-3）。

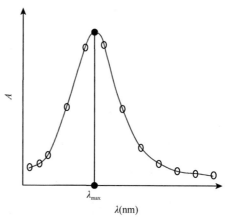

图 2-4-3　吸收曲线的绘制

五、数据记录与处理

1. 填写表 2-4-2。

表 2-4-2　吸收度的测定数据表

λ（nm）	A
440	
450	
460	
470	
480	
490	
500	
510	
520	
530	
540	
550	
560	

2. 测得最大吸收波长（λ_{max}）为（　）nm。

六、实验思考题

1. 显色时，还原剂、缓冲溶液、显色剂的加入顺序能否颠倒？为什么？

2. 绘制分子吸收光谱时，为什么每改变一次入射光波后，都必须用空白溶液调零？

七、注意事项

1. 配制溶液时，加入试剂的顺序不能随意改变。每加入一种试剂之前都应先摇匀（不要加盖）容量瓶中的溶液。

2. 用吸量管取标准溶液时，应从满刻度处开始，放出所需体积，以减小体积误差。

3. 使用前或是改变波长时都需要都要用参比溶液调"0"和"100%"。调零不到位，检测的结果不准确。

附: S22PC 型分光光度计的使用方法

1. 预热仪器。为使测定稳定，将电源开关打开，使仪器预热 20min，为了防止光电管疲劳，不要连续光照。预热仪器时和在不测定时应将比色皿暗箱盖打开，使光路切断。

2. 选定波长。根据实验要求，转动波长调节器，使指针指示所需要的单色光波长。

3. 用 <MODE> 键设置测试模式为以透光率（T）调节"0"点。打开比色皿暗箱盖，按 0% 键，即进行自动调零。

4. 调节 $T=100\%$。将盛蒸馏水（或空白溶液或纯溶剂）的比色皿放入比色皿座架中的第一格，有色溶液放入其他格，把比色皿暗箱盖子轻轻盖上，按 100% 键，使 $T=100\%$，即表头指针恰好指在 $T=100\%$ 处。

5. 测定。按 <MODE> 键转换模式为"ABSORBANCE"，轻轻拉动比色皿座架拉杆，使待测溶液进入光路，此时表头指针所示为该有色溶液的吸光度。读数后，打开比色皿暗箱盖。

6. 关机。实验完毕，切断电源，将比色皿取出洗净，并将比色皿座架及暗箱用软纸擦净。

比色皿的使用方法

1. 拿比色皿时，手指只能捏住比色皿的毛玻璃面，不要碰比色皿的透光面，以免污染。

2. 清洗比色皿时，一般先用水冲洗，再用蒸馏水洗净。不能用碱溶液或氧化性强的洗涤液清洗比色皿，以免损坏。也不能用毛刷清洗比色皿，以免损伤它的透光面。

3. 每次做完实验时，应立即洗净比色皿。比色皿外壁的水用擦镜纸或细软的吸水纸吸干，以保护透光面。

4. 测定有色溶液吸光度时，一定要用有色溶液润洗比色皿内壁几次，以免改变有色溶液的浓度。另外，在测定一系列溶液的吸光度时，通常按由稀到浓的顺序测定，以减小测量误差。

5. 在实际分析工作中，通常根据溶液浓度的不同，选用液槽厚度不同的比色皿，使溶液的吸光度控制在 $0.2 \sim 0.7$。

实验五　分光光度法测 Fe^{3+} 含量（标准曲线）

课前问题

1. 绘制标准曲线的目的是什么？

2. 液层厚度不变时，吸光度与溶液中有色物质的浓度是什么关系？

3. 绘制标准曲线时，如何选择波长？

4. 对无色或浅色物质可否进行吸光度测定？

5. 加什么试剂能使 Fe^{3+} 显色？

6. 配制空白溶液时，不加入什么溶液？

7. 测量样品溶液吸光度时，波长是否可以和绘制标准曲线时的波长不一样？

8. 配制溶液时加入 HNO_3 的作用是什么？

一、实验目的

1. 掌握分光光度计的使用方法。

2. 熟悉朗伯-比尔定律。

3. 学习用标准工作曲线法测 Fe^{3+} 含量。

二、实验原理

分光光度法的基础是朗伯-比尔定律，即波长一定的单色光通过某一均匀透明的溶液，其吸光度与溶液浓度和液层厚度及吸光系数成正比。当被测物质的液层厚度固定不变，光的波长和强度也固定不变，则吸光度只与溶液中有色物质的浓度及吸光系数成正比。

本篇实验四中通过绘制分子吸收光谱确定了最大吸收波长，本次实验在最大吸收波长确定的情况下，配制一系列标准溶液，测各溶液的吸光度，绘制 a-c 的关系曲线（标准曲线）。

在相同条件下，用相同方法配制试样溶液并测出它的吸光度后，从标准曲线上可查出该吸光度所对应试样溶液的浓度，对无色或颜色较浅的物质可通过加入显色剂显色后进行光度测定。

本实验以 KSCN 为显色剂，在酸性条件下与 Fe^{3+} 生成血红色的 $[Fe(SCN)_6]^{3-}$ 配离子，通过测定其吸光度计算 Fe^{3+} 的含量，其反应式为

$$Fe^{3+}+6SCN^- \longrightarrow [Fe(SCN)_6]^{3-}$$

比较法：若令同一强度的单色光，通过两个厚度相同而浓度不同的同种有色溶液时，则两溶液浓度之比等于吸光度之比，设 c_s 为标准溶液浓度；c_x 为试样溶液浓度；A_s 为标准溶液吸光度；A_x 为试样溶液吸光度，则

$$c_s : c_x = A_s : A_x \tag{2-5-1}$$

$$c_x = c_s \times A_x / A_s \qquad (2\text{-}5\text{-}2)$$

由于标准溶液的浓度是已知的，因此只要用分光光度计测得标准溶液和试样溶液的吸光度，即可算出试样溶液的浓度。用比较法测定时，所用标准溶液的浓度，应与试样溶液的浓度相近，这样才能避免产生较大的测定误差。

三、仪器与试剂

S22PC 分光光度计、容量瓶（50ml）、吸量管（5ml）、移液管 0.1mg/ml Fe^{3+}标准溶液、3mol/L HNO_3 溶液、50g/L $(NH_4)_2S_2O_8$ 溶液、300g/L KSCN 溶液、蒸馏水等。

四、实验步骤

1. 标准溶液的配制　按表 2-5-1 配制标准溶液，在 6 只 50ml 容量瓶中，用移液管分别加入 0ml、0.5ml、1ml、1.5ml、2ml、2.5ml 0.1mg/ml Fe^{3+}标准溶液，各加 3ml 3mol/L HNO_3 溶液和 5ml 300g/L KSCN 溶液，滴加 1 滴 50g/L $(NH_4)_2S_2O_8$，加蒸馏水稀释至刻度，摇匀。注意试剂按顺序依次加，每加一种试剂之前都应先摇匀（不要加盖）容量瓶中的溶液。

表 2-5-1　标准溶液的配制

项目	序号					
	1	2	3	4	5	6
0.1mg/ml Fe^{3+}标准溶液（ml）	0	0.5	1	1.5	2	2.5
3mol/L HNO_3 溶液（ml）			3			
300g/L KSCN 溶液（ml）			5			
50g/L $(NH_4)_2S_2O_8$（滴）			1			
定容后体积（ml）			50			

2. 标准曲线绘制　用 S22PC 型分光光度计于最大吸收波长下，以 1 号溶液作参比溶液，调节透光度为 100%，测出各标准溶液的吸光度。以各溶液的浓度为横坐标，相应的吸光度为纵坐标，绘制标准曲线（图 2-5-1）。

3. 待测液中 Fe^{3+}含量的测定　用移液管加待测试液 5ml 于 50ml 容量瓶中，在与标准溶液相同条件下，按相同方法显色，测量其吸光度（A_x）。从工作曲线中查得相应的浓度（c_x），计算待测液中 Fe^{3+} 的含量 $c_{样}$。

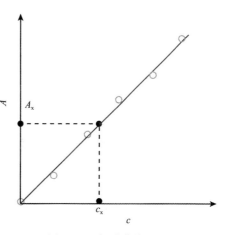

图 2-5-1　标准曲线绘制

$$c_{样}=50/2c_{x} \qquad (2\text{-}5\text{-}3)$$

五、数据记录与处理

将实验数据记录于表 2-5-2。

表 2-5-2　标准曲线法数据记录及结果

溶液	1	2	3	4	5	6	待测液
c							
A							

用标准曲线法测得待测液中 Fe^{3+} 的含量为（　　　　）mol/L。

六、实验思考题

分子吸收光谱（吸收曲线）和标准曲线的区别是什么？

七、注意事项

1. 待测液的浓度一定要在标准曲线线性范围内，如果浓度超出直线的线性范围，则有可能偏离朗伯-比尔定律，导致测量误差较大。

2. 用移液管移取试剂，注意顺序，不要混用移液管。

实验六　氢氧化钠溶液的标定及食醋中乙酸含量的测定

1. 本实验的滴定中，可否用甲基橙做指示剂？

2. 用 NaOH 标准溶液滴定 HAc 时，终点的 pH 是什么？

3. 为什么配制邻苯二甲酸氢钾标准溶液要用容量瓶，而配制 NaOH 和 HCl 标准溶液却用量筒？

4. 如果滴定管下端尖嘴处的气泡没有排除，对结果有无影响？

一、实 验 目 的

1. 掌握以邻苯二甲酸氢钾为基准物质标定 NaOH 溶液浓度的原理和方法。

2. 掌握碱式滴定管的正确使用方法。

3. 通过 HAc 含量的测定，了解酸碱滴定的实际应用。

二、实 验 原 理

1. NaOH 具有强吸湿性，容易吸收空气中的 CO_2，常含有 Na_2CO_3 等杂质，故 NaOH 标准溶液采用间接法配制。一般配制近似浓度为 0.1mol/L 的 NaOH 溶液，经过基准物质标定后方能知其准确浓度。

HCl 和 NaOH 不能直接配制标准溶液，是因为它们不是基准试剂，浓 HCl 溶液易挥发，NaOH 的吸湿性强，它们的含量不够稳定，且纯度不够高。标定 NaOH 溶液常用草酸（$H_2C_2O_4 \cdot 2H_2O$）或邻苯二甲酸氢钾（$KHC_8H_4O_4$）作基准物质。

本次实验用邻苯二甲酸氢钾作基准物质标定 NaOH 溶液，其标定反应为

当反应达到计量点时，溶液呈微碱性，突跃范围为 pH=8.0 ～ 9.7，可用酚酞作指示剂（邻苯二甲酸氢钾摩尔质量为 204.23g/mol）。计算公式为

$$c_{NaOH} = \frac{m_{KHC_8H_4O_4}}{V_{NaOH} \times M_{KHC_8H_4O_4}} \qquad (2\text{-}6\text{-}1)$$

式中，$m_{KHC_8H_4O_4}$ 是与 NaOH 溶液反应的邻苯二甲酸氢钾质量，单位为 g。由 $m_{KHC_8H_4O_4}$ 和 NaOH 溶液的消耗体积 V_{NaOH}（L）计算出 NaOH 溶液的准确浓度 c_{NaOH}，单位为 mol/L。

本实验用邻苯二甲酸氢钾标准溶液，其浓度在试剂瓶标签上。

$$c_{NaOH} \times V_{NaOH} = c_{KHC_8H_4O_4} \times V_{KHC_8H_4O_4} \qquad (2\text{-}6\text{-}2)$$

$$c_{NaOH} = c_{KHC_8H_4O_4} \times V_{KHC_8H_4O_4} \div V_{NaOH} \qquad (2\text{-}6\text{-}3)$$

2. 通过标定知道 NaOH 溶液的准确浓度后，可以利用它测定大部分酸性物质的含量。食醋中一般含有 3% ～ 5% 的 HAc，在食品检验中一般通过测定食醋中 HAc 的含量来检验食醋的质量，食醋的总酸度以每 100ml 食醋中所含 HAc 的质量来表示，要求总酸量不少于 35g/L。其滴定反应为

$$NaOH + HAc \Longrightarrow NaAc + H_2O$$

当反应达化学计量点时，由于生成的 NaAc 为弱碱，溶液呈微碱性，应使用在碱性区域变色的指示剂，本实验可以选用酚酞作指示剂。

$$\frac{n_{NaOH}}{n_{HAc}} = 1 : 1 \qquad (2\text{-}6\text{-}4)$$

$$n_{NaOH} = n_{HAc} \qquad (2\text{-}6\text{-}5)$$

$$\rho_{HAc} = \frac{c_{NaOH} \cdot V_{NaOH} \cdot M_{HAc}}{V_{食醋}} \qquad (2\text{-}6\text{-}6)$$

$$M_{(HAc)} = 60.05 \text{g/mol}$$

式中，ρ_{HAc} 为 HAc 含量，单位为 g/L；$V_{食醋}$ 为参加反应的食醋体积；M_{HAc} 为 HAc 的摩尔质量；c_{NaOH} 为 NaOH 标准溶液的浓度；V_{NaOH} 为滴定消耗的 NaOH 标准溶液的体积。

三、仪器与试剂

碱式滴定管（25ml）、移液管（10ml）、锥形瓶（250ml）、铁架台、蝶形夹、洗瓶、邻苯二甲酸氢钾标准溶液、酚酞指示剂、食用白醋、0.1mol/L NaOH 标准溶液、蒸馏水等。

四、实验步骤

1.NaOH 溶液的标定

（1）取洗净的碱式滴定管一支，用 0.1mol/L NaOH 标准溶液 5ml 润洗内壁 2 ～ 3 次，然后装入 NaOH 溶液至 0 刻度以上，排除管内气泡，调节液面在 0 或 0 刻度以下某整数刻线上，记录碱式滴定管的初读数。

（2）取洗净的 10ml 移液管一支，用少量的邻苯二甲酸氢钾标准溶液润洗内壁 2 ～ 3 次、然后吸取 10ml 邻苯二甲酸氢钾溶液 3 份，分别置于 250ml 锥形瓶中（洗净的锥形瓶用蒸馏水润洗 2 ～ 3 次，不必干燥，不可以用邻苯二甲酸氢钾溶液润洗），加酚酞指示剂 2 滴，用 0.1mol/L NaOH 标准溶液滴定至浅红色且半分钟不褪色即为终点，记录滴定管末读数。末读数与初读数之差，即为滴定 10ml 邻苯二甲酸氢钾溶液所消耗的 0.1mol/L NaOH 标准溶液的体积。按上述方法再重复滴定 2 次。这 3 次滴定所用 0.1mol/L NaOH 标准溶液体积的相对偏差不得超过 0.2%（偏差 0.2% 0.1mol/L NaOH 标准溶液体积约等于半滴 0.1mol/L NaOH 标准溶液体积，思考如何滴加半滴 0.1mol/L NaOH 标准溶液），否则应重新滴定。用式（2-6-3）计

算 c_{NaOH}，并取平均值。

2. HAc 含量的测定　用移液管准确移取食用白醋 2ml 于 250ml 锥形瓶中，加蒸馏水约 10ml，加酚酞指示剂 2 滴，用 0.1mol/L NaOH 标准溶液滴定至浅红色且半分钟不褪色即为终点。平行测定 2～3 次，取其平均值，用式（2-6-6）计算 HAc 含量。

五、数据记录与处理

1. 将 NaOH 溶液的标定记录于表 2-6-1。

表 2-6-1　NaOH 溶液标定的数据记录

项目	次数		
	1	2	3
$V_{KHC_8H_4O_4}$（ml）	10	10	10
0.1mol/L NaOH 标准溶液末读数（ml）			
0.1mol/L NaOH 标准溶液初读数（ml）			
V_{NaOH}（ml）			
c_{NaOH}（mol/L）			
$\bar{c}_{NaOH}$（mol/L）			

2. 将 HAc 含量的测定记录于表 2-6-2。

表 2-6-2　HAc 含量测定的数据记录

项目	次数		
	1	2	3
食用白醋（ml）	2	2	2
$\bar{c}_{NaOH}$（mol/L）			
0.1mol/L NaOH 标准溶液末读数（ml）			
0.1mol/L NaOH 标准溶液初读数（ml）			
V_{NaOH}（ml）			
ρ_{HAc}（g/L）			

总酸度的计算结果要求小数点后两位，共三位有效数字。要求不仅要将实验及计算结果列在表中，还要写出食用白醋体积和总酸度的计算过程。

用测定的结果衡量一下食用白醋是否合格（2.8～5g/100ml），并进行讨论。

六、实验思考题

1. 为什么移取邻苯二甲酸氢钾溶液的移液管要求先用少量邻苯二甲酸氢钾润洗内壁，而盛放邻苯二甲酸氢钾溶液的锥形瓶又不可以用邻苯二甲酸氢钾溶液润洗？

2. 为什么要将食用白醋稀释？为什么不能直接进行滴定？

3. 用 NaOH 标准溶液滴定 HAc 时，终点的 pH 是多少？

附：滴定管基本操作

1. 碱式滴定管的使用

（1）使用前的准备：试漏、清洗。

（2）标准溶液的装入：润洗、装入标准液、排气泡、调节液面、记录初读数。

（3）滴定管的读数。

2. 滴定操作　拇指在前，示指在后，其余三指夹住出口管。用拇指与示指指尖捏乳胶管，使玻璃球向手心移动，停止时，先松拇指和示指。右手三指拿住锥形瓶颈，瓶底离台 2～3cm，滴定管下端深入瓶口约 1cm。滴定时使锥形瓶向同一方向圆周运动，边滴边摇动。

实验七 水的总硬度及钙镁含量测定

课前问题

1. 测定 Ca^{2+}、Mg^{2+} 含量时，为什么要用 NH_3-NH_4Cl 缓冲溶液控制酸度？

2. 水硬度是指水中什么物质的含量？

3. 本实验中使用的螯合剂是什么？

4. 指示剂是不是越多越好？

一、实验目的

1. 了解螯合滴定法测定水中 Ca^{2+}、Mg^{2+} 含量的原理和方法。

2. 掌握金属指示剂的工作原理及铬黑 T、钙指示剂的特点和使用条件。

二、实验原理

利用多齿配体对金属离子的强烈螯合作用进行滴定的方法称螯合滴定法。用乙二胺四乙酸（EDTA）测定水中 Ca^{2+} 和 Mg^{2+} 含量就是螯合滴定法的应用。Ca^{2+} 和 Mg^{2+} 是水中的主要杂质，它们以酸式碳酸盐、氯化物等形式存在。由于跟水中其他的杂质比，它们的含量比较高，所以通常以水中钙镁盐总量表示水硬度。水硬度的表示方法很多，但常用的有以下两种：

1. 用"度"($°$) 表示 这种方法是将水中的 Ca^{2+}、Mg^{2+} 的含量折合成 CaO 的量来计算，每升水含 10mg 就称为 $1°$。天然水按硬度的大小可以分为以下几类：$0 \sim 4°$ 为极软水，$4° \sim 8°$ 为软水，$8° \sim 16°$ 为中等软水，$16° \sim 30°$ 为硬水，硬度在 $30°$ 以上为极硬水。我国将 Ca^{2+}、Mg^{2+} 的含量折合成 CaO 的量表示水的硬度。1L 水中含有 10mg CaO 时水的硬度为 $1°$，即 $1° = 10mg \cdot dm^{-3} CaO$。

2. 用"mg $CaCO_3$/L"表示 将每升水中所含的 Ca^{2+}、Mg^{2+} 都折合成 $CaCO_3$ 的毫克数，这种表示方法美国使用较多。

测定水中的 Ca^{2+} 含量。测定 Ca^{2+} 含量时，先用 NaOH 溶液调节待测液的 pH，使其为 $12 \sim 13$，使 Mg^{2+} 生成 $Mg(OH)_2$ 沉淀。加入钙指示剂，钙指示剂与 Ca^{2+} 反应生成红色的螯合物（$CaIn^-$），滴定时，EDTA 先与游离的 Ca^{2+} 反应，在滴定终点时，EDTA 夺取已与指示剂螯合的 Ca^{2+}（CaY^{2-}），游离出钙指示剂，使溶液由红色变成蓝色。

$$CaIn^{2-} + Y^{4-} \rightleftharpoons CaY^{2-} + In^{4-}$$

根据消耗 EDTA 标准溶液的量可计算水中 Ca^{2+} 的含量。

测定水中 Ca^{2+}、Mg^{2+} 总含量。测定水中 Ca^{2+} 和 Mg^{2+} 时，加 NH_3-NH_4Cl 缓冲溶液，调节 pH=10，以铬黑 T 为指示剂，用 EDTA 标准溶液滴定。由于在水溶液中 Ca^{2+}、Mg^{2+} 与铬黑 T 和 EDTA 螯合后生成的螯合物的稳定性不同，相关螯合物的稳定顺序为

$$CaY^{2-} > MgY^{2-} > MgIn^- > CaIn^-$$

所以铬黑 T 先与部分 Mg^{2+} 反应，使溶液显红色。当滴加 EDTA 标准溶液时 EDTA 先与游离的 Ca^{2+}、Mg^{2+} 反应生成无色的螯合物，接近化学计量点时，溶液中游离的 Ca^{2+}、Mg^{2+} 几乎全部被 EDTA 螯合完。再滴加一滴 EDTA 标准溶液，EDTA 便从 Mg^{2+} 与铬黑 T 螯合物（$MgIn^-$）中夺取 Mg^{2+} 使铬黑 T 游离出来，溶液便从酒红色转为纯蓝色，停止滴定。其反应过程为

滴定前：

$$Mg^{2+}+HIn^{2-}\Longrightarrow MgIn^-+H^+$$
$$（纯蓝色）（酒红色）$$

滴定开始至计量点前：

$$Ca^{2+}+H_2Y^{2-}\rightleftharpoons CaY^{2-}+2H^+$$

$$Mg^{2+}+H_2Y^{2-}\rightleftharpoons MgY^{2-}+2H^+$$

化学计量点时反应为：

$$MgIn^-+H_2Y^{3-}\rightleftharpoons MgY^{2-}+HIn^{2-}$$
$$（酒红色）\qquad（无色）（纯蓝色）$$

根据消耗 EDTA 标准溶液的量，求出水的总硬度。

三、仪器与试剂

酸式滴定管（25ml、50ml）、量筒（10ml）、锥形瓶（250ml）、烧杯（100ml）、0.02mol/L EDTA 标准溶液、NH_3-NH_4Cl 缓冲溶液、6mol/L NaOH 溶液、铬黑 T、钙指示剂等。

四、实验步骤

1. Ca^{2+}含量的测定 用 50ml 酸式滴定管取 50ml 水样，置于 250ml 锥形瓶中，加入 2ml 6mol/L NaOH 溶液（使溶液 pH=12～13），加一勺钙指示剂，摇匀，此时溶液呈淡红色，用 0.02mol/L EDTA 溶液滴定至溶液变成蓝色，即为终点，记下所消耗 0.02mol/L EDTA 标准溶液的体积 V_1，重复测定 2～3 次，计算水中 Ca^{2+} 的含量（mmol/L）。

2. 水的总硬度测定 准确移取 50ml 水样于锥形瓶中，加入 5ml NH_3-NH_4Cl 缓冲溶液及一勺铬黑 T，摇匀。用 0.02mol/L EDTA 标准溶液滴定至溶液由酒红色变为纯蓝色，即为终点。记下所消耗 0.02mol/L EDTA 标准溶液的体积 V_2，平行滴定 2～3 次，计算出水的总硬度。

3. Mg^{2+}含量的测定 Mg^{2+} 的含量由水的总硬度与 Ca^{2+} 的含量之差计算而得。

五、数据记录与处理

若用钙指示剂时消耗 EDTA 标准溶液的体积为 V_1，用铬黑 T 为指示剂时消耗

EDTA 标准溶液的体积为 V_2，则水中 Ca^{2+}、Mg^{2+} 含量的计算公式如下，将数据记入表 2-7-1。

$$水的总硬度 = \frac{V_2 \times c_{EDTA} \times M_{CaO}}{V_{水样}} \times 1000 \qquad (2\text{-}7\text{-}1)$$

$$Ca^{2+}含量 = \frac{V_1 \times c_{EDTA} \times M_{Ca^{2+}}}{V_{水样}} \times 1000 \qquad (2\text{-}7\text{-}2)$$

$$Mg^{2+}含量 = \frac{(V_2 - V_1) \times c_{EDTA} \times M_{Mg^{2+}}}{V_{水样}} \times 1000 \qquad (2\text{-}7\text{-}3)$$

表 2-7-1 数据记录和处理

	次数		
	1	2	3
V_1（ml）			
$\bar{V}_1$（ml）			
V_2（ml）			
$\bar{V}_2$（ml）			
$c_{Ca^{2+}}$（mol/L）			
$c_{水的总硬度}$（mol/L）			

六、实验思考题

实验中用来量取水样的移液管和存放水样的锥形瓶应如何洗涤？

七、注意事项

1. 本实验终点不够敏锐，特别是滴定钙。强调临近终点时要慢滴，每滴 1 滴 EDTA 标准溶液后都要充分摇匀，直至溶液变为纯蓝色为止，指导教师可作示范。

2. 用 EDTA 溶液测定水的总硬度及 Ca^{2+} 和 Mg^{2+} 含量时，要控制好 pH，并注意好终点颜色变化，以防止滴过。

实验八 血清碳酸氢根及总二氧化碳测定——滴定法

课 前 问 题

1. 正常人血清的 pH 是多少？

2. 血清中主要的缓冲对是什么？

3. 实验中的生理盐水如果偏酸性或偏碱性对实验有没有影响？

4. 本实验用的指示剂是什么？

一、实 验 目 的

1. 了解血清中 HCO_3^- 的正常含量及意义。

2. 学习微量滴定的操作方法。

二、实 验 原 理

血清中加入过量的 HCl 标准溶液，使 HCl 与 HCO_3^- 起中和反应，释放出 CO_2，然后以 NaOH 标准溶液滴定剩余的 HCl，以 NaOH 标准溶液的消耗量计算出血清 HCO_3^- 含量，以血清原来的 pH 作为滴定的终点。

三、仪 器 与 试 剂

微量锥形瓶（30ml）、移液管（1ml、5ml）、微量碱式滴定管（5ml）、酚红指示剂、0.01mol/L HCl 标准溶液、0.01mol/L NaOH 标准溶液、新鲜血清、生理盐水、小试管等。

四、实 验 步 骤

取小试管 2 支，标明测定管及对照管，各管加入新鲜血清 1ml，酚红指示剂 2 滴。对照管中加入生理盐水 5ml。测定管加入 0.01mol/L HCl 标准溶液 5ml，振摇 1min，使 CO_2 逸出，再加生理盐水 2ml，混匀，然后用微量碱式滴定管将 0.01mol/L NaOH 标准溶液逐滴加入，滴至与对照管同样颜色为终点。

五、数 据 记 录 与 处 理

将实验结果记录于表 2-8-1。

$$血清 [HCO_3^-]=[5-V_{NaOH}]\times0.01\times1000 \tag{2-8-1}$$

血清中 $[HCO_3^-]$ 参考值成人为 20～29mmol/L，儿童为 18～27mmol/L。

表 2-8-1　数据记录

	$V_{血清}$（ml）	酚红指示剂（滴）	$V_{生理盐水}$（ml）	V_{HCl}（ml）	V_{NaOH}（ml）
测定管	1	2	2	5	
对照管	1	2	5	0	0

六、实验思考题

1. 滴定法测定 $[HCO_3^-]$ 依据的原理是什么？

2. 为何要先加酚红指示剂，空试管中加入酚红后变红说明什么？

3. 采血后应尽快分离血清并立即滴定，为什么？

4. 为什么标本加碱后应及时滴定？

七、注意事项

1. 应避免血液标本与空气接触并迅速分离血浆，及时操作。

2. 所用器皿必须为中性，以免影响结果。

3. 0.01mol/L NaOH 标准溶液不稳定，应密封保存，避免吸收 CO_2，0.01mol/L HCl 标准溶液比较稳定，每天应做校正滴定，用酚红指示剂，以红色出现 10s 而不褪色作为终点。

4. 本法测定结果也包括血浆中的 $[CO_3^{2-}]$ 及氨基甲酸生成的 $[CO_2]$，但与 $[HCO_3^-]$ 相比，前两者很低，故用 $[HCO_3^-]$ 标示。常规检验是在室温下进行，结果不完全等于血浆中实际 $[HCO_3^-]$。当实际 $[HCO_3^-]$ 很高时，此法结果可能略偏低。

5. 生理盐水必须为中性，偏酸或偏碱均会影响结果的准确性。

实验九 血清钙（血钙）测定——EDTA-Na$_2$滴定法

课 前 问 题

1. 血清中 Ca^{2+} 含量过高会引起哪些问题？

2. 血清中 Ca^{2+} 含量偏低会引起哪些问题？

3. 本实验中使用的螯合剂与水硬度测定中使用的螯合剂是否相同？

4. 本次实验与水硬度测定实验有什么不同？

一、实 验 目 的

1. 了解血清中 Ca^{2+} 的正常含量及意义。

2. 学习螯合滴定、微量滴定的操作方法。

二、实 验 原 理

血清 Ca^{2+} 在碱性溶液中与钙红指示剂生成可溶性配合物，使溶液呈淡红色。EDTA-Na$_2$ 对 Ca^{2+} 有更大的亲和力，能与配合物中的 Ca^{2+} 螯合，使钙红指示剂重新游离，溶液变成蓝色。根据 EDTA-Na$_2$ 的用量可计算出 Ca^{2+} 的含量。

$$EDTA\text{-}Na_2 + Ca^{2+} \stackrel{}{=\!=\!=} EDTA\text{-}Ca + 2Na^+$$

三、仪 器 与 试 剂

微量滴定管（5ml）、微量锥形瓶（30ml）、试管、2.5mmol/L 钙标准液、钙红指示剂、0.25mol/L KOH 溶液、400mg/L EDTA-Na$_2$ 溶液、新鲜血清等。

四、实 验 步 骤

1. 取 2 支试管，标明测定管和标准管，于测定管中加入新鲜血清 0.2ml，标准管中加 2.5mmol/L 钙标准液 0.2ml。

2. 各管加入 0.25mol/L KOH 溶液 2ml，钙红指示剂 2 滴，混匀，溶液呈淡红色。

3. 迅速以 400mg/L EDTA-Na$_2$ 溶液滴定至溶液呈淡蓝色为终点，记录数据。

五、数 据 记 录 与 处 理

若用 2.5mmol/L 钙标准液消耗 EDTA-Na$_2$ 的体积为 V_1，用新鲜血清消耗 EDTA-Na$_2$ 的体积为 V_2，则血清钙含量的计算公式如下，将数据录入表 2-9-1。

$$c_{血清钙}(mmol/L) = \frac{V_2}{V_1} \times 2.5 \tag{2-9-1}$$

$$c_{血清钙}(mg/dl) = c_{血清钙}(mmol/L) \div 0.25 \tag{2-9-2}$$

表 2-9-1　数据记录和处理

项目	测定管	标准管
V_1（ml）		
$\overline{V}_1$（ml）		
V_2（ml）		
$\overline{V}_2$（ml）		
$c_{血清钙}$（mmol/L）		

血清钙参考值：成人，2.25～2.75mmol/L（9～11mg/dl）；婴儿，2.5～3.0mmol/L（10～12mg/dl）。

六、实验思考题

1. 采血后应尽快分离血清并立即滴定，为什么？

2. 为什么标本加碱后应及时滴定？

七、注意事项

标本加碱后应及时滴定，时间过长会推迟终点出现。

附：血清钙测定的临床意义

1. 血清钙增高常见于下列疾病：甲状旁腺功能亢进症、维生素 D 过多症、多发性骨髓瘤、结节病引起肠道过量吸收钙而使血钙增高。

2. 血清钙降低可引起神经肌肉应激性增强而使手足抽搐，可见于下列疾病/情况。

（1）甲状旁腺功能减退症：甲状腺手术摘除时伤及甲状旁腺而引起功能减退，血清钙可下降到 1.25～1.50mmol/L，血清磷可增高到 1.62～2.42mmol/L。

（2）慢性肾炎尿毒症时肾小管中维生素 D$_3$-1α-羟化酶不足，活性维生素 D$_3$ 不足，使血清钙下降。

（3）佝偻病与软骨病：体内缺乏维生素 D，使钙吸收障碍，血清中钙、磷均偏低。

（4）吸收不良性低血钙：在严重乳糜泻时因为饮食中的钙与不吸收的脂肪酸生成钙皂而排出。

（5）大量输入柠檬酸盐抗凝血后，可引起低血钙的手足抽搐。

实验十　葡萄糖酸锌的制备

课 前 问 题

1. 硫酸锌和葡萄糖酸锌哪个对人体副作用大？
2. 锌是人体必需的微量元素，主要作用有哪些？
3. 活性炭在实验中起什么作用？
4. 能否通过氯化锌制备葡萄糖酸锌？

一、实验目的

1. 学习和掌握药用微量元素合成的基本方法。
2. 学习并掌握葡萄糖酸锌的合成。
3. 了解锌的生物意义。

二、实验原理

锌在人体内是必需微量元素之一，参与多种重要酶的合成并对维持正常生理功能具有重要意义。人体需要的锌主要从日常饮食中获得，如发现缺锌现象，则必须给予适当的补充。以前常用的补锌剂是硫酸锌，而现在一般用葡萄糖酸锌（zinc gluconate）。硫酸锌对肠胃有刺激性，而葡萄糖酸锌副作用小，可制成口含片应用，且易于吸收。葡萄糖酸锌为白色粒状晶体或粉末，无臭略有不适味，溶于水，易溶于沸水（约 $1:1$），$15℃$ 时饱和溶液质量分数为 25%，不溶于无水乙醇、三氯甲烷和乙醚，它可由葡萄糖酸钙〔calcium gluconate，$Ca(Glu)^{2+}$〕和硫酸锌反应制得：

$$Ca(Glu)^{2+} + ZnSO_4 \longrightarrow Zn(Glu)^{2+} + CaSO_4\downarrow$$

过滤除去硫酸钙沉淀，溶液经浓缩可得葡萄糖酸锌晶体。葡萄糖酸钙本身是补钙剂，也是医药原料。

三、仪器与试剂

水浴锅、抽滤泵、抽滤瓶、布氏漏斗、普通漏斗、滤纸、烧杯、木头夹、玻璃棒、葡萄糖酸钙、硫酸锌（$ZnSO_4 \cdot 7H_2O$）、活性炭、蒸馏水等。

四、实验步骤

称取葡萄糖酸钙 11.2g（0.025mol），放入 100ml 烧杯中，加入 30ml 蒸馏水搅拌使溶解。另称取硫酸锌 6g（0.026mol），用 30ml 蒸馏水溶解。在不断搅拌下，把硫酸锌溶液逐滴加入葡萄糖酸钙溶液中，加完后在 $40℃$ 水浴中保温约 20min，抽滤除去硫酸钙沉淀，溶液转入烧杯，加热至近沸腾，加入少量活性炭脱色，趁热过滤，滤液浓缩至原体积 1/4 ～ 1/3，静置冷却，过滤取得粗晶，粗晶用适量热水重结晶，可得供压制片剂的葡萄糖酸锌。

五、实验思考题

可否用化合物：① ZnO；② $ZnCl_2$；③ $ZnCO_3$；④ $Zn(CH_3COO)_2$ 与葡萄糖酸钙反应制备葡萄糖酸锌？为什么？

六、注意事项

1. 使用水浴锅前，检查是否装水，不能干烧。

2. 在实验过程中注意避免水蒸气烫伤。

3. 在抽滤操作时，检查抽滤瓶和布氏漏斗之间连接是否紧密；抽滤泵连接处是否漏气。

4. 抽滤前，先连接抽滤瓶，再打开抽滤泵；结束时，先拔出连接管，再关闭电源，避免发生倒吸。

实验十一　果蔬中总酸度的测定

课 前 问 题

1. 食品中的酸对食品有哪些影响？

2. 果蔬中的酸有哪些存在形式？

3. 可否通过测定果蔬中酸和糖的相对含量判断成熟度？

4. 本实验为什么用酚酞作指示剂？

5. 本实验可否用甲基橙作指示剂？

一、实验目的

1. 练习实际样品的处理方法。

2. 进一步熟悉酸碱滴定的操作方法。

二、实验原理

　　食品中的含酸量会影响食品的香味、颜色、稳定性和质量。有机酸在果蔬中的相对含量，因其成熟程度和生长条件不同而异。例如，葡萄在未成熟期所含的酸主要是苹果酸，随着果实的成熟，苹果酸含量减少，而酒石酸含量却增加，最后酒石酸变成酒石酸钾。因此，通过测定果蔬的酸和糖的相对含量的比值，能判断果蔬的成熟度。

　　果蔬中含有有机酸、无机酸、酸式盐及某些酸性有机化合物。通常，无机酸呈中性盐化合态存在于果蔬中，而有机酸部分呈游离状态，部分呈酸式盐状态存在于果蔬中。果蔬中含有的有机酸主要是苹果酸、柠檬酸和酒石酸，统称果酸，此外还含有少量草酸、单宁、苯甲酸、乙酸和甲酸等。

　　总酸度包括未解离的酸的浓度和已解离的酸的浓度，可用酸碱滴定法来测定。可将样品直接滴定或将样品用水浸渍后，滴定其滤液，滴定时所用 0.1mol/L 碱性溶液不得少于 3ml。如用酚酞作指示剂时，需将 CO_2 除去，较好的方法是向 10ml 样品试液中加入 $200\sim300$ml 新煮沸后冷却的中性蒸馏水。

三、仪器与试剂

　　0.1mol/L NaOH 标准溶液、酚酞指示剂、烧杯（250ml）、容量瓶（250ml）、水浴锅、玻璃漏斗、移液管（50ml）、锥形瓶（250ml）、碱式滴定管（25ml）、匀浆机、蒸馏水、干燥滤纸等。

四、实验步骤

　　称取粉碎并混合均匀的试样约 25g（精确至 0.01g）于 250ml 烧杯中，加

150ml 蒸馏水，在 75 ～ 80℃的水浴锅上加热半小时，冷却，定量转移至 250ml 容量瓶中，加蒸馏水至刻度，以干燥滤纸及玻璃漏斗过滤，用 50ml 移液管移取 50.00ml 滤液于 250ml 锥形瓶中，加入酚酞指示剂 3 ～ 5 滴，用 0.1mol/L NaOH 标准溶液滴定至浅红色 30s 不褪色为止。

计算：

$$总酸度（\%）=\frac{V \cdot c \cdot K \cdot 5}{W} \times 100 \qquad (2\text{-}11\text{-}1)$$

式中，V 为滴定时消耗 0.1mol/L NaOH 标准溶液的体积（ml）；c 为 NaOH 的物质的量浓度（0.1mol/L）；K 为换算系数；W 为样品重量（g）。

K：苹果酸为 0.067；乙酸为 0.060；酒石酸为 0.075；柠檬酸（1 分子水）为 0.070；乳酸为 0.090。

五、注 意 事 项

1. 葡萄用酒石酸表示，柑橘类果实用柠檬酸表示，仁果、核果及大部分浆果类按苹果酸计算。

2. 如滤液有颜色，可在滴定前往锥形瓶中加入约同体积的蒸馏水稀释，或用外指示剂。

3. 全过程所用蒸馏水均为新煮沸后冷却的中性蒸馏水。

实验十二　白酒中总醛量的测定

课前问题

1.淀粉溶液为什么要在近终点时加入？

2.标定 $NaHSO_3$ 溶液时，需放置 5min，并盖上表面皿，原因是什么？

3.醛类化合物与 $NaHSO_3$ 的反应类型是什么？

4.$NaHSO_3$ 溶液稳定性如何？如何提高该溶液的稳定性？

一、实 验 目 的

1.掌握 $NaHSO_3$ 溶液的标定方法。

2.掌握醛类化合物的分析方法。

二、实 验 原 理

1.醛类化合物能与 $NaHSO_3$ 起加成反应，其反应式为

$$RCHO + NaHSO_3 = R-\overset{\displaystyle OH}{\underset{\displaystyle SO_3Na}{C}}-H$$

2.剩余的 $NaHSO_3$ 与已知过量的碘反应，其反应式为

$$NaHSO_3 + I_2 + H_2O = NaHSO_4 + 2HI$$

用 $Na_2S_2O_3$ 滴定剩余的碘，即可测出总醛量：

$$2Na_2S_2O_3 + I_2 = 2NaI + Na_2S_4O_6$$

三、仪 器 与 试 剂

1∶1 HCl 溶液、0.1mol/L $Na_2S_2O_3$ 标准溶液、0.05mol/L 碘标准溶液、$NaHSO_3$ 溶液（称取分析纯的 $NaHSO_3$ 5.2g 溶于蒸馏水后加入少量的 EDTA，稀释至 1000ml，摇匀后备用）、0.5% 淀粉溶液、具塞锥形瓶（250ml）、白酒等。

四、实 验 步 骤

1. $NaHSO_3$ 溶液的标定　准确吸取 20ml 0.05mol/L 碘标准溶液 3 份分别置于 250ml 具塞锥形瓶中，加入 10ml $NaHSO_3$ 溶液，盖上塞子 5min，使其充分反应，然后加入 2ml 1∶1 HCl 溶液，立即用 0.1mol/L $Na_2S_2O_3$ 标准溶液滴定至颜色变为浅黄色，加 2ml 0.5% 淀粉溶液，继续用 0.1mol/L $Na_2S_2O_3$ 标准溶液滴定至蓝色刚好褪去为终点，根据 $Na_2S_2O_3$ 溶液的用量和碘标准溶液的用量，计算 $NaHSO_3$ 溶液的浓度。

2. 白酒中总醛量的测定　准确吸取白酒试样 20ml 3 份于 250ml 具塞锥形瓶中，

加入已标定浓度的 NaHSO₃ 溶液 10ml，盖上表面皿，放置 30min，并时常摇动，然后加入 20ml 0.05mol/L 的碘标准溶液，摇匀，即用 0.1mol/L Na₂S₂O₃ 标准溶液滴定至颜色变为浅黄色，加 2ml 0.5% 淀粉溶液，继续用 0.1mol/L Na₂S₂O₃ 标准溶液滴定至蓝色刚好褪去为终点。根据 Na₂S₂O₃ 溶液的用量和 NaHSO₃ 溶液的用量，计算白酒中的总醛量，用 100ml 白酒中乙醛含量（mg/ml）来表示。

计算：

$$总醛量（\%）=\frac{(c_{NaHSO_3}\cdot V_{NaHSO_3}-1/2c_{Na_2S_2O_3}\cdot V_{Na_2S_2O_3})\times M_{乙醛}\times 1000}{V_{乙醛}}\times 100$$

其中，$M_{乙醛}$=44g/mol。

五、实验思考题

在本实验中影响白酒中乙醛测定准确性的因素有哪些？

六、注意事项

1. NaHSO₃ 溶液不稳定，易氧化分解。当有 Cu^{2+} 存在时，能催化此氧化分解反应。酒中往往含有 Cu^{2+}，所以 NaHSO₃ 中宜加入少量的 EDTA，与 Cu^{2+} 络合，防止 Cu^{2+} 的催化作用。另外，在日光照射和剧烈振荡的情况下 NaHSO₃ 也易氧化，因此操作中应避免日光照射和剧烈振荡。

2. 白酒试样中部分乙醛能与乙醇起缩合反应，生成乙缩醛，该反应在中性条件下可逆，在强酸性条件下乙缩醛会全部解离。NaHSO₃ 与乙醛的加成也促使乙缩醛的解离。如欲快速、准确地测定，需将白酒试样加酸水解。

实验十三　酱油中氯化钠的测定

课前问题

1. 在标定 $AgNO_3$ 时，滴定前为何要加水？

2. 在试样分析时，可否用 HCl 或 H_2SO_4 调节酸度？

3. AgCl 沉淀生成的条件有哪些？

4. 实验中 HNO_3 的作用有哪些？

5. 滴定终点时出现的血红色是什么物质的颜色？

一、实验目的

1. 学习银量法的基本原理。

2. 练习铁铵矾指示剂法测定 NaCl 含量的方法。

二、实验原理

在含有一定量 NaCl 的酱油中，加入过量的 $AgNO_3$，溶液中有生成的白色 AgCl 沉淀和未反应的 $AgNO_3$，用铁铵矾 [$FeNH_4(SO_4)_2$] 作指示剂，用 NH_4SCN 标准溶液滴定到刚好有血红色出现，即为滴定终点，反应式如下：

$$NaCl + AgNO_3 \longrightarrow AgCl\downarrow + NaNO_3$$

$$AgNO_3（剩余）+ NH_4SCN \longrightarrow AgSCN\downarrow + NH_4NO_3$$

$$3NH_4SCN + FeNH_4(SO_4)_2 \longrightarrow Fe(SCN)_3 + 2(NH_4)_2SO_4$$

三、仪器与试剂

0.1mol/L $AgNO_3$ 标准溶液、0.1mol/L NH_4SCN 溶液、10% $FeNH_4(SO_4)_2$ 溶液、硝基苯、1∶1 HNO_3 溶液、酱油、移液管（25ml）、吸量管（1ml）、容量瓶（100ml）、具塞锥形瓶（250ml）、滴定仪器等。

四、实验步骤

1. NH_4SCN 溶液的标定　用 25ml 移液管移取 0.1mol/L $AgNO_3$ 标准溶液 25ml 于具塞 250ml 锥形瓶中，加 1∶1 HNO_3 溶液 5ml，用 1ml 吸量管加入 10% $FeNH_4(SO_4)_2$ 溶液 1ml，用 0.1mol/L NH_4SCN 溶液滴定。滴定时，剧烈振荡溶液，当滴至溶液颜色为淡红色稳定不变时，即为终点。再重复滴定 2 份，计算 NH_4SCN 溶液的浓度。

2. 试样分析　移取酱油 5ml 于 100ml 容量瓶中，加蒸馏水至刻度摇匀，吸取酱油稀释液 10ml 于 250ml 具塞锥形瓶中，加蒸馏水 50ml，混匀。加入 1∶1 HNO_3 溶液 5ml，0.1mol/L $AgNO_3$ 标准溶液 25ml 和硝基苯 5ml，摇匀。加入 10%

FeNH$_4$(SO$_4$)$_2$ 溶液 5ml，用已标定的 NH$_4$SCN 溶液滴定至刚有血红色出现，即为终点。由此计算酱油中 NaCl 含量（mg/ml）。

计算：

$$\rho_{NaCl} = \frac{10 \times (c_{AgNO_3} \cdot V_{AgNO_3} - c_{NH_4SCN} \cdot V_{NH_4SCN}) \times M_{NaCl} \times 1000}{V_{酱油}} \quad (2\text{-}13\text{-}1)$$

五、数据记录及处理

1. 将 NH$_4$SCN 溶液标定的数据记录于表 2-13-1。

表 2-13-1　NH$_4$SCN 溶液标定的数据记录

项目	滴定次数		
	1	2	3
c_{AgNO_3}（mol/L）	0.1	0.1	0.1
V_{AgNO_3}（ml）	25	25	25
V_{NH_4SCN}（ml）			
c_{NH_4SCN}（mol/L）			
$\bar{c}_{NH_4SCN}$（mol/L）			

2. 将酱油中 NaCl 含量标定的数据记录于表 2-13-2。

表 2-13-2　NaCl 含量标定的数据记录

项目	滴定次数		
	1	2	3
$V_{酱油}$（ml）	5	5	5
c_{AgNO_3}（mol/L）	0.1	0.1	0.1
V_{AgNO_3}（ml）	25	25	25
c_{NH_4SCN}（mol/L）			
$\bar{c}_{NH_4SCN}$（mol/L）			
V_{NH_4SCN}（ml）			
NaCl 含量（mg/ml）			

六、实验思考题

1. 实验中 HNO$_3$ 溶液的作用是什么？

2. 滴定终点时出现的血红色是什么物质的颜色？

七、注意事项

1. 由于硝酸银见光易分解，且可与胶管作用，因此必须使用棕色酸式滴定管。

酸式滴定管使用后要先用蒸馏水洗涤，避免其中的 Ag^+ 与自来水中的 Cl^- 生成沉淀吸附在管壁。

2. 酱油中 NaCl 的含量大约为 150mg/ml，在滴定其含量时需注意酱油加入的量，过少则导致硝酸银的滴定用量过少，相对误差较大，过多则溶液颜色较浓，不利于滴定终点的判断。

3. 硝酸银中的银属于贵金属，实验后剩余的溶液需回收。

第三篇 有机化学实验

实验一 常压蒸馏及沸点测定

课 前 问 题

1. 什么是沸点？液体的沸点和大气压有什么关系？文献里记载的某物质的沸点是否即为当地的沸点温度？

2. 沸石（即止暴剂）为什么能止暴沸？如果加热后才发现未加沸石怎么办？

3. 冷凝管通水方向是由下而上，反向通水是否可行？为什么？

4. 在蒸馏装置中，温度计水银球的位置不符合要求会带来什么结果？

5. 为什么蒸馏时馏出液的速度以每秒 1 ～ 2 滴为宜？

一、实 验 目 的

1. 掌握常压蒸馏和测定沸点的原理和方法。

2. 掌握常压蒸馏装置的搭建与拆卸技能。

3. 了解沸点测定的意义。

二、实 验 原 理

蒸馏就是将液态物质加热至沸腾变为蒸气，然后将蒸气移到别处，再使蒸气冷凝变为液体的一种操作过程。在常压下进行的蒸馏称为常压蒸馏。若混合物中各组分沸点差别较大（相差 > 30℃）时，可利用常压蒸馏进行分离。

沸点是指液体的饱和蒸气压与外界压强相等时，大量气泡从液体内部溢出，液体沸腾时的温度。每一种纯液态有机化合物在一定压力下均具有固定的沸点，沸程为 0.5 ～ 1.5℃。如被测物质不纯，则沸点不固定且沸程较宽，无法确定其沸点。

沸点是物质的重要物理常数，通过沸点可以确定物质的纯度。但需要注意的是有固定沸点的液体不一定都是纯净物。例如，某些有机化合物可与其他物质形成二元或三元共沸化合物，这些二元或三元共沸化合物也具有固定的沸点且沸程较小。

沸点随外界压力变化而改变，不同地区地势高低有差异，实际大气压与标准大气压有偏差，故所测得的沸点与标准沸点（标准大气压下所测）不同，可按下列公式将实测沸点转换成标准状态时的沸点。

$$T_0 = t + (0.23 + 0.000\,83t) \times \Delta P \tag{3-1-1}$$

式中，T_0 为标准状态时的沸点，单位为℃；t 为所测得的沸点，单位为℃；ΔP 为标准大气压与实际大气压之差，单位为 kPa，即

$$\Delta P = P_{标} - P_{测} \qquad (3\text{-}1\text{-}2)$$

三、仪器与试剂

圆底烧瓶、蒸馏头、温度计、直形冷凝管、接液管、锥形瓶、量筒、待蒸馏乙醇溶液、沸石等。

四、实验步骤

常压蒸馏测定乙醇的沸点

（1）按图 3-1-1 安装好常压蒸馏装置。安装顺序应遵循从下往上、从左至右的原则。

（2）加料：将待蒸馏乙醇溶液 18ml 小心地倒入圆底烧瓶中，不要使液体从支管流出。加入几粒沸石，塞好带温度计的塞子，注意温度计的位置。再检查一次装置是否稳妥与严密。

（3）加热：先打开冷凝水龙头，缓缓通入冷水，然后开始加热。注意冷水自下而上，蒸气自上而下，两者逆流冷却效果好。当液体沸腾，蒸气到达水银球部位时，温度计读数急剧上升，调节热源，让水银球上液滴和蒸气温度达到平衡，使蒸馏速度以每秒 1 ～ 2 滴为宜。此时温度计读数就是馏出液的沸点。

蒸馏时若热源温度太高，使蒸气成为过热蒸气，造成温度计所示沸点偏高；若热源温度太低，馏出物蒸气不能充分浸润温度计水银球，造成温度计所示沸点偏低或不规则。

（4）记下该馏分的沸程：即该馏分的第一滴和最后一滴时温度计的读数。在所需馏分蒸出后，温度计读数会突然下降。此时应停止蒸馏。即使杂质很少，也不要蒸干，以免蒸馏瓶破裂及发生其他意外事故。

（5）拆除蒸馏装置：蒸馏完毕，先应撤出热源，然后停止通冷水，最后拆除蒸馏装置（与安装顺序相反）。

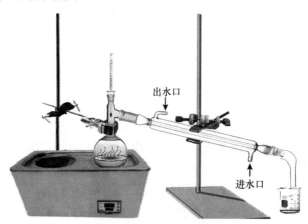

图 3-1-1　常压蒸馏装置

五、数据记录与处理

将实验数据记录于表 3-1-1。

表 3-1-1 数据记录

被测物质	标准沸点（℃）	实测沸点（℃）	沸程（℃）	大气压（kPa）	校准沸点（℃）	相对误差 $E_r = \dfrac{x_{测定值} - T_{真实值}}{T_{真实值}}$
待蒸馏乙醇溶液						

六、实验思考题

1. 蒸馏时加入沸石的作用是什么？如果蒸馏前忘记加沸石，能否立即将沸石加至将近沸腾的液体中？当重新蒸馏时，用过的沸石能否继续使用？

2. 如果液体具有恒定的沸点，能否认为它就是纯净物？

七、注 意 事 项

1. 蒸馏前不要忘记加沸石。如果忘记，应使沸腾的液体冷却至沸点以下后才能加入沸石。

2. 蒸馏时，温度计的位置应恰当，先通冷水再加热；蒸馏完毕后，先停止加热再停止通冷水。

3. 有机溶剂均应用小口接收器。

4. 系统要与大气相通，否则造成封闭体系，会引起爆炸。

实验二 熔点的测定

课 前 问 题

1. 什么是熔点？测定熔点时，遇到下列情况将产生什么结果？①熔点管壁太厚；②熔点管不洁净；③试料研得不细或装得不实；④加热太快；⑤第一次熔点测定后，热浴液不冷却立即做第二次；⑥温度计歪斜或熔点管与温度计不紧贴。

2. 第一次熔点测定后已经固化的样品，可否第二次测定继续使用？

3. 测得 A、B 两种样品的熔点相同，将它们研细，并以等量混合：①测得混合物的熔点有下降现象且熔程增宽；②测得混合物的熔点与纯 A、纯 B 的熔点均相同。试分析以上情况各说明什么？

4. 若样品研磨得不细，对装样有哪些影响？测得的熔点数据是否可靠？

5. 加热速度为什么会影响熔点？

一、实 验 目 的

1. 了解熔点测定的意义；测定固体有机物熔点；鉴定固体有机物及其纯度。

2. 掌握测定熔点的操作方法。

二、实 验 原 理

什么是固体化合物熔点？当固液两相的蒸气压达到相等而且等于外界大气压时的温度称熔点。每一个纯净固体有机化合物都具有确定的熔点，一般从初熔到全熔的温度范围（熔程）很窄，不超过 $0.5 \sim 1 ℃$。但是，如果样品中含有杂质，就会导致熔点下降，熔程增大（少数情况下熔点上升）。因此，通过测熔点，观察熔程，可以很方便地鉴别未知物，同时还可以判断其纯度。显然，这一性质可用来鉴别两种具有相近或相同熔点的化合物是否为同一化合物。可采用混合熔点法，将化合物 A 与化合物 B 等量混合，并测其熔点。若测出的混合物熔点与单独测定 A 或 B 的熔点相同，则说明 A 和 B 为同一种化合物（形成固熔体除外）；如熔点下降，熔程变长，那必定是两种性质不同的化合物。

当纯净固体化合物温度不到熔点时以固相形式存在，当加热使温度上升到一定程度时，达到熔点，开始有少量液体出现，这时固相与液相达到平衡。继续加热，温度不再变化，此时加热所提供的热量使固相不断转变为液相，两相间仍为平衡，最后固体全部熔化后，继续加热则温度呈线性上升。因此在接近熔点时，加热速度一定要慢，温度升高不能超过每分钟 $1 \sim 2 ℃$，只有这样，才能使整个熔化过程尽可能接近两相平衡条件，测得的熔点更精确。当含有杂质时，根据拉乌尔定律，在一定条件下，混合体系中增加非挥发性物质后，体系的蒸气压降低，导致混合体系熔点较纯净化合物的熔点降低，熔程变长（图 3-2-1）。

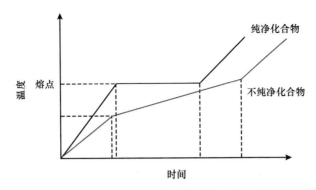

图 3-2-1　加热纯净化合物和不纯净化合物温度随时间变化曲线

三、仪器与试剂

b 形管、液体石蜡、苯甲酸、尿素、水银温度计（150℃）、玻璃管、熔点管、橡皮圈、装样瓶、酒精灯、表面皿等。

四、实验步骤

1. 样品的填装　如图 3-2-2，将一头封闭、长度为 7～8cm 的熔点管开口一端垂直插入装有样品的装样瓶中，使一些样品进入管内，然后熔点管开口向上放入长 50～60cm 垂直桌面的玻璃管中，管下垫表面皿，使之从高处落于表面皿上，如此反复几次，可把样品夯实到熔点管封闭一端。用此法重复操作几次，往熔点管内装入样品 2～3mm。装入样品的上下密度要均匀、结实（如有空隙，不易热扩散，影响测定结果）。最后擦干熔点管外的样品粉末以免污染加热液体。

2. 熔点的测定　常用的毛细管法测定熔点的仪器装置如图 3-2-3 所示。按图安装装置，b 形管［又称蒂勒（Thiele）管］中装入液体

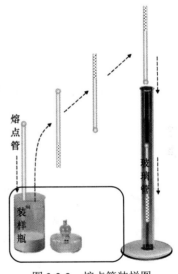

图 3-2-2　熔点管装样图

石蜡（注意不要溢出管外），高度高于上叉管口一点即可。将熔点管用橡皮圈固定在水银温度计上（样品部分在水银球中部），再用带缺口的木塞插入 b 形管口，使温度计水银球在 b 形管两个侧管的中部（此处对流循环好，温度均匀）。酒精灯加热，开始时升温速度可稍快些，到距离熔点 10～15℃时，应调节火焰大小使升温速度控制在每分钟上升 1～2℃。加热过程中要注意观察样品的变化情况。当熔点管中的样品开始收缩塌落并出现液相时，即为始熔，记录温度；当固体完全消失而成透明液体时为全熔，记录温度，停止加热，如图 3-2-4 所示。

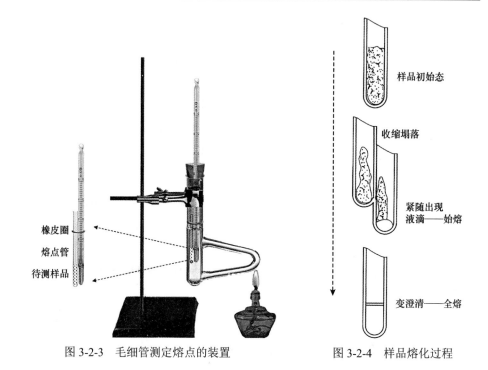

图 3-2-3　毛细管测定熔点的装置　　　　图 3-2-4　样品熔化过程

　　熔点测定，至少要有 2 次重复数据（每个样品至少填装 2 支熔点管）。每次测定必须用新的熔点管另装样品，不得将已测过熔点的熔点管重复使用，因为有些化合物高温分解或部分分解，变成具有不同熔点的化合物晶体。

五、数据记录与处理

数据记录在表 3-2-1 中。

表 3-2-1　数据记录

样品	次数	始熔（℃）	全熔（℃）	熔程（℃）	文献值（℃）
苯甲酸	第一次				
	第二次				
尿素	第一次				
	第二次				
苯甲酸与尿素的混合样	第一次				
	第二次				

六、注意事项

　　1.熔点管本身要干净，管壁不能太厚，封口要均匀。初学者容易出现的问题是，封口端发生弯曲和封口端管壁太厚，所以封口端在火焰上加热封口时要尽量与火焰垂直，火焰温度不宜太高，最好用酒精灯，断断续续地加热，封口要圆滑，以不漏气为原则。

2. 样品一定要干燥，并要研成细粉末，往熔点管内装样品时，一定要反复冲撞夯实，管外样品要用卫生纸擦干净。

3. 用橡皮圈将熔点管缚在温度计旁，并使装样部分和温度计水银球处在同一水平位置，同时要使温度计水银球处于 b 形管两侧管的中部。

4. 升温速度不宜太快，特别是当温度将要接近该样品的熔点时，升温速度更不能快。一般情况是，开始升温时速度可稍快些（5℃/min），但接近该样品熔点时，升温速度要慢（1 ～ 2℃/min），对未知物熔点的测定，第一次可快速升温，测定化合物的大概熔点。

5. 熔点温度范围（熔程、熔距）的观察和记录。注意观察时，样品开始收缩塌落并非熔化开始的指示信号，实际的熔化开始于能看到第一滴液体时，记录温度，到所有晶体完全消失呈透明液体时再记录温度，这两个温度即为该样品的熔点范围。

6. 熔点至少要测定 2 次，每次测定都必须用新的熔点管，装新样品。进行第二次测定时，要等浴温冷至其熔点以下约 30℃再进行。

实验三 从茶叶中提取咖啡碱

课前问题

1. 咖啡碱的化学名称是什么？

2. 请描述咖啡碱的基本性质。

3. 咖啡碱有哪些用途？

4. 索式提取器由哪几部分组成？索式提取器的工作原理是什么？索式提取器的优点是什么？

5. 对索式提取器滤纸筒的基本要求是什么？

6. 本实验采取何种方法精制咖啡碱？

7. 升华操作的原理是什么？在进行升华时，为什么只能用小火缓慢加热？

一、实验目的

1. 了解从茶叶中提取咖啡碱的原理和方法，认识咖啡碱的一般性质。

2. 进一步熟悉萃取、蒸馏、升华等基本操作。

3. 掌握用索氏提取器提取有机物的原理和方法。

二、实验原理

茶叶中含有多种生物碱，包括咖啡碱、茶碱和可可豆碱等，其中咖啡碱（caffeine，又称咖啡因）占茶叶质量的 $1\% \sim 5\%$，此外茶叶中还含有单宁（又称鞣酸）、色素、纤维素、蛋白质等。

咖啡碱是杂环化合物嘌呤的衍生物，化学式为 $C_8H_{10}N_4O_2$，系统化学名称为 1,3,7-三甲基黄嘌呤，其结构式与茶碱、可可碱类似。

嘌呤   咖啡碱   可可碱   茶碱

咖啡碱具有刺激心脏、兴奋大脑神经系统和利尿等生理作用，因此可作为中枢神经兴奋药，还可用来治疗偏头痛，是镇痛药复方阿司匹林的组分之一。在一些无乙醇饮料如可乐中也含有少量咖啡碱。

纯的咖啡碱是无臭、呈白色针状或粉状、具有苦味的弱碱性化合物，易溶于水（2%），以及三氯甲烷（12.5%）、乙醇（2%）等有机溶剂中。沸点为 178℃，熔点为 238℃。含结晶水的咖啡碱在 100℃ 时即失去结晶水，开始升华，120℃ 时升华显著增加，178℃ 以上升华很快。利用这一性质可以纯化咖啡碱。

在实验室中，从茶叶中提取咖啡碱时，采用适当的溶剂（如三氯甲烷、乙醇等）在索式提取器中连续萃取，然后蒸去溶剂，即得粗咖啡碱。粗咖啡碱中还含有其他生物碱和杂质（如单宁）等，可利用咖啡碱的升华特点进行分离提纯。

三、仪器与试剂

索氏提取器（125ml）、直形冷凝管、平底烧瓶（250ml）、锥形瓶（100ml）、接液管、蒸发皿（100ml）、玻璃漏斗、乙醇、生石灰、茶叶、研钵、95% 乙醇溶液、沸石、水浴装置、石棉网、酒精灯、滤纸、疏松棉花等。

四、实 验 步 骤

1. 咖啡碱提取

（1）仪器安装：采用索式提取器（图 3-3-1）。

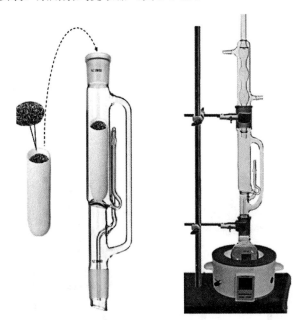

图 3-3-1　索氏提取器

（2）连续萃取：称取 8g 茶叶，研细，用滤纸制成图 3-3-1 所示滤纸筒，将研细的茶叶放入滤纸筒内，放入索氏提取器的套筒中，在 250ml 平底烧瓶内加入 75ml 95% 乙醇溶液，加 2 块沸石，水浴加热，连续萃取 1 ～ 1.5h（至少虹吸 4 ～ 5 次）。

（3）蒸馏浓缩：萃取完成后，把装置改为蒸馏装置（图 3-3-2），蒸馏回收乙醇，到蒸馏瓶内剩 5 ～ 7ml 墨绿色提取液为止。

（4）加碱中和：趁热将残液倾入蒸发皿中，拌入 3 ～ 4g 生石灰，使成糊状。

（5）焙炒除水：将蒸发皿放在石棉网上，压碎块状物，小火焙炒，除尽水分。

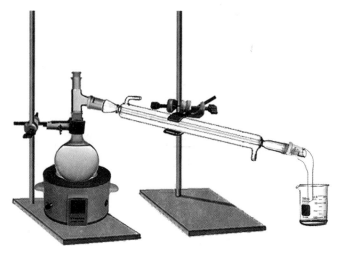

图 3-3-2 蒸馏装置图

2. 咖啡碱的纯化

（1）仪器安装：安装升华装置（图 3-3-3）。用滤纸罩在蒸发皿上，并在滤纸上扎一些小孔，再罩上口径合适的玻璃漏斗，漏斗颈部塞一小团疏松棉花。

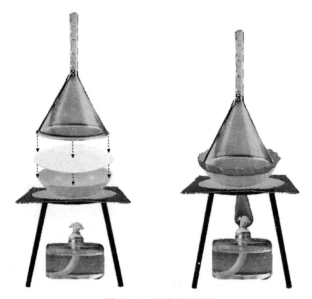

图 3-3-3 升华装置图

（2）升华：用酒精灯隔着石棉网小心加热，要严格控制加热的温度，使升华速度尽可能减慢，以提高晶体纯度。如发现有棕色烟雾时，表示升华完毕，停止加热。冷却后，取下漏斗，轻轻揭开滤纸，上面会出现白色针状晶体，即为咖啡碱，仔细地刮下并收集。

实验流程见图 3-3-4。

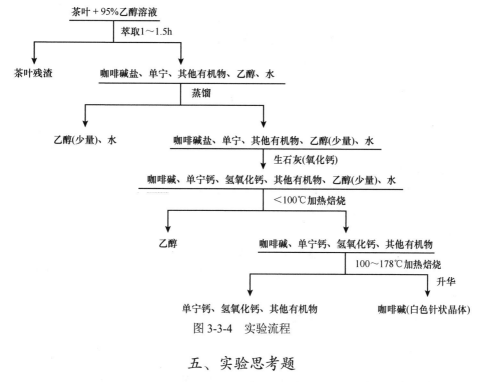

图 3-3-4 实验流程

五、实验思考题

1. 本实验中生石灰的作用有哪些？

2. 除可用乙醇萃取外，还可以采用哪些溶剂萃取咖啡碱？

六、注意事项

1. 索氏提取器是利用溶剂回流和虹吸原理，使固体物质连续不断地为纯溶剂所萃取的仪器。溶剂沸腾时，其蒸气通过侧管上升，被冷凝管冷凝成液体，滴入套筒中，浸润固体物质，使之溶于溶剂中，当套筒内溶剂液面超过虹吸管的最高处时，即发生虹吸，流入烧瓶中。通过反复回流和虹吸，从而将待提取物富集在烧瓶中。索氏提取器为配套仪器，其任一部件损坏将会导致整套仪器报废，特别是虹吸管极易折断，所以在安装仪器和实验过程中须特别小心。

2. 滤纸筒末端要封闭严密，防止茶叶末漏出堵塞虹吸管。滤纸筒大小要合适，既能紧贴套管内壁，又能方便取放，且其高度不能超出虹吸管高度。

3. 若套筒内萃取液色浅，即可停止萃取。

4. 浓缩萃取液时不可蒸得太干，否则因残液很黏而难于转移，造成转移损失。

5. 拌入生石灰要均匀，生石灰的作用除吸水外，还可中和除去部分酸性杂质（如单宁）。

6. 升华过程中要控制好温度。若温度太低，升华速度较慢，若温度太高，会使产物发黄（分解）。

7. 刮下咖啡碱时要小心操作，防止混入杂质。

实验四　烟碱的提取及性质

课前问题

1. 烟碱对人体有什么危害？实验中所用烟丝中烟碱毒性有多大？

2. 一包烟所含烟碱的毒性有多大？

3. 请调查你的家人、亲戚和邻居，他们是否有吸烟的不良习惯？如果有，应怎样劝其戒烟？

4. 什么是水蒸气蒸馏？原理是什么？有哪些意义？

5. 水蒸气蒸馏的装置由哪几部分组成？

6. 为何要用 HCl 溶液提取烟碱？

7. 与普通蒸馏相比，水蒸气蒸馏有哪些特点？

8. 圆底烧瓶内所盛液体体积应不低于容器体积的_____，不超过容器体积的_____。

9. 蒸馏速度以每秒多少滴为宜？

一、实验目的

1. 了解水蒸气蒸馏的原理及应用范围，通过烟碱的提取，学习并掌握水蒸气蒸馏的各种装置及其操作方法。

2. 了解生物碱的提取方法及其一般性质。

3. 学习分离高沸点物质的方法。

二、实验原理

水蒸气蒸馏是分离和纯化有机化合物常用方法之一，其基本原理是将水蒸气通入不溶或难溶于水但有一定蒸气压的有机物中，使有机物在低于100℃条件下，随着水蒸气一起蒸馏出来。使用水蒸气蒸馏提纯的有机物应具备下列条件：不溶或难溶于水；在沸腾下与水长时间共存而不发生化学反应；在100℃左右时，待提纯物必须有一定的蒸气压（一般不少于1.3332kPa）。水蒸气蒸馏法的用途广泛，尤其在反应产物中含有大量树脂状杂质或不挥发性有机杂质的情况下，其效果比普通蒸馏或重结晶好。一些高沸点有机化合物在其沸点时容易破坏（包括氧化、分解、聚合等），不能进行普通蒸馏，而用水蒸气蒸馏可以在低于100℃的条件下蒸馏，避免被破坏。

根据道尔顿分压定律，当两种互不相溶的液体物质 A 和 B 混合物加热时，在一定温度下的蒸气压等于各组分的蒸气压之和，即 $P_总 = P_A + P_B$。当 $P_总$ 等于大气压时，这时的温度即为混合物的沸点，它低于单一组分（A 或 B）的沸点。因此在常压下，用水蒸气蒸馏，能在低于100℃的条件下，将高沸点组分随水蒸气蒸出，除去水分后，即可得到高沸点有机化合物。

在蒸馏过程中，高沸点组分未全部蒸馏出之前，温度不变。根据理想气体状态方程，在恒温恒容条件下，混合蒸气中被提纯物与水质量比（m_A/m_{H_2O}）应等于它们的蒸气压（p_A 和 p_{H_2O}）与相应的摩尔质量（M_A 和 M_{H_2O}）的乘积之比：

$$\frac{p_A}{p_{H_2O}} = \frac{n_A RT/V}{n_{H_2O} RT/V} = \frac{n_A}{n_{H_2O}} = \frac{m_A/M_A}{m_{H_2O}/M_{H_2O}} \text{ 或 } \frac{m_A}{m_{H_2O}} = \frac{p_A M_A}{p_{H_2O} M_{H_2O}} \tag{3-4-1}$$

由上式可知：在混合蒸气中，各气体成分的蒸气压之比等于它们物质的量之比。所以，被蒸馏的有机物的蒸气压越大，蒸馏液中的量就越多。

生物碱是存在于自然界中的一类含氮的具有生理活性的碱性有机化合物。在烟草中含有十余种生物碱，其主要成分为烟碱，烟碱又名尼古丁，其结构如下：

烟碱

烟碱结构中含有一个吡啶环和一个五元环的叔胺，因此具有一定的碱性，可以使红色石蕊试纸变蓝，也可以使酚酞试剂变成紫红色。烟碱在常温下为无色或淡黄色油状液体，难溶于水，熔点为-79℃，沸点为246℃，可被 $KMnO_4$ 溶液氧化成烟酸，可与苦味酸、碘化汞钾等生物碱试剂发生沉淀反应。

三、仪器与试剂

水蒸气发生器（500ml 二口圆底烧瓶）、蒸馏烧瓶（100ml 二口圆底烧瓶）、烧杯（100ml）、试管、"T"形管、直形冷凝管、圆底烧瓶（100ml）、烧杯（100ml）、"T"形管螺旋夹、玻璃管、水蒸气导入管、三通管、加热装置、量筒（50ml）、碘-碘化钾试剂、碘化汞钾、酚酞、饱和苦味酸溶液、烟丝、沸石、pH 试纸、100g/L HCl 溶液、250g/L NaOH 溶液、50g/L Na_2CO_3 溶液、5g/L $KMnO_4$ 溶液、50g/L $CuSO_4$ 溶液等。

四、实验步骤

1. 烟碱的提取　取 2g 烟丝放入 100ml 圆底烧瓶中，加入 40ml 100g/L HCl 溶液，加球形冷凝管，小火加热回流 20min，倒入 100ml 烧杯中，用 250g/L NaOH 溶液中和至碱性（pH 12 ～ 14）。将液体倾入蒸馏烧瓶中进行水蒸气蒸馏。

2. 水蒸气蒸馏　在水蒸气发生器中加入约占容积 1/2 的热水（加入几小粒沸石），如图 3-4-1 安装好全部装置，检查是否漏气。放开螺旋夹，加热水蒸气发生器至水沸腾，当有大量水蒸气从"T"形管逸出时，旋紧螺旋夹。水蒸气进入蒸馏烧瓶，开始蒸馏。在蒸馏过程中，如因水蒸气冷凝而使蒸馏烧瓶内液体量增加至容器 2/3 或蒸馏速度不快时，可将蒸馏烧瓶隔石棉网加热。如蒸馏烧瓶沸腾剧烈，飞溅厉害时，要停止加热，蒸馏速度以每秒 2 ～ 3 滴为宜。收集约 5ml 蒸馏液便可停止蒸馏。停止蒸馏时，先解开螺旋夹，然后移去热源。

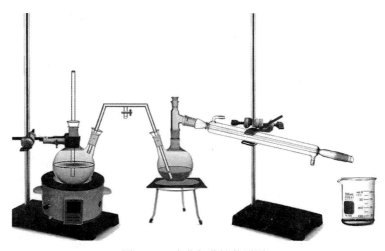

图 3-4-1　水蒸气蒸馏装置图

图中 500ml 二口圆底烧瓶为水蒸气发生器，水蒸气发生器一孔配有玻璃管，玻璃管插到距瓶底 8 ～ 10mm 处作安全管，另一孔插入弯玻璃管为水蒸气出口。水蒸气导入管应正对 100ml 二口圆底烧瓶中央，距瓶底 8 ～ 10mm，由三通管导出混合蒸气与冷凝管相连，100ml 二口圆底烧瓶内所盛液体不能超过容积的 1/2

3. 烟碱的性质

（1）碱性实验：在试管中加 5 滴烟碱溶液，1 滴酚酞，观察有何现象。

（2）氧化反应：在试管中加 5 滴烟碱溶液，1 滴 5g/L $KMnO_4$ 溶液和 3 滴 50g/L Na_2CO_3 溶液，振摇试管，观察颜色变化，有无沉淀产生。加 2～3 滴 50g/L $CuSO_4$ 溶液，振摇，观察有无颜色变化和沉淀产生，解释现象。

（3）沉淀反应

1）苦味酸试剂沉淀反应：在试管中加 5 滴烟碱溶液，再滴加饱和苦味酸溶液，振摇，观察有何现象。

2）碘-碘化钾试剂：在试管中加 5 滴烟碱溶液，再滴加碘-碘化钾试剂，振摇，观察有何现象。

五、实验现象记录

实验现象记录于表 3-4-1。

表 3-4-1　实验现象记录

实验内容	实验现象
在试管里加 5 滴烟碱溶液，加 1 滴酚酞，观察颜色变化	
在试管中加 5 滴烟碱溶液，加 1 滴 5g/L $KMnO_4$ 溶液和 3 滴 50g/L Na_2CO_3 溶液，振摇试管，观察颜色变化，有无沉淀产生。加 2～3 滴 50g/L $CuSO_4$ 溶液，振摇，有无颜色变化和沉淀产生	
在试管中加 5 滴烟碱溶液，再滴加饱和苦味酸溶液，振摇，观察现象	
在试管中加 5 滴烟碱溶液，再滴加碘-碘化钾试剂，振摇，观察现象	

六、实验思考题

1. 安全管为什么不能低至水蒸气发生器的底部？

2. 在提取烟碱的水溶液中，为什么先加酸后加碱？

3. 水蒸气蒸馏提取烟碱时，为什么要用 250g/L NaOH 溶液中和至明显碱性？

七、注意事项

1. 烟碱又名尼古丁，由于毒性较强，临床应用价值不大，在烟叶中的含量平均可以达到 4%。它能迅速溶于水及乙醇中，通过口、鼻、支气管黏膜，很容易被人体吸收。烟碱对人的致死量是 50～70mg，相当于 20～25 支香烟。

2. 沉淀反应中第一支试管中烟碱与苦味酸（又名三硝基苯酚）作用，可生成苦味酸烟碱，其溶解度比较小，为浅黄色短柱状晶体。第二支试管中的烟碱与碘-碘化钾试剂反应生成砖红色配合物沉淀。

3. 水蒸气发生器上必须装有安全管，安全管长度不宜太短，且其下端应插到距瓶底 8～10mm 处。蒸馏时注意水蒸气发生装置中水位的变化，不可蒸干。被蒸馏的液体体积不能超过蒸馏烧瓶容积的 1/2。液体加热前需添加沸石，使用过的沸石未经处理不可重复使用。

4. 若安全管中的水位迅速上升甚至从管口喷出，应立即中断蒸馏，先旋开螺旋夹，再移开热源，检察系统内何处发生堵塞，待排除故障后再蒸馏。

5. 水蒸气发生器中的水不可蒸干。蒸馏完毕，应先松开"T"形管螺旋夹，再移去热源，以免因圆底烧瓶中蒸气压的降低而发生倒吸现象。

6. 装置安装顺序为从下而上、从左向右横平竖直（纵向一条轴线，横向一个平面）；冷凝水为自下而上。拆除装置前应先旋开螺旋夹，再移热源。装置拆除顺序为从右至左、先上后下。

实验五　肉桂油的提取及理化性质的测定

课 前 问 题

1. 肉桂油有何药理作用？

2. 肉桂油的提取方法有哪些？各有什么优缺点？

3. 肉桂油的官能团如何鉴定？

一、实验目的

1. 了解肉桂油的制备原理及水蒸气蒸馏方法。

2. 掌握水蒸气蒸馏、萃取、浓缩操作。

3. 熟悉肉桂醛的性质。

二、实验原理

植物的香精油一般存在于植物的根、茎、叶、籽和花中，大部分是易挥发性物质，一般香精油的提取方法有萃取法、榨取法、常压蒸馏法、水蒸气蒸馏法等。肉桂油具有肉桂特征香气，味甜、辛，具有驱虫、防霉和杀菌消毒的作用，广泛应用于食品、香料和医药工业。由于桂皮中肉桂油主要成分为肉桂醛（反-3-苯基丙烯醛），是芳香族化合物，难溶于水，能随水蒸气蒸发，因此，一般都会用水蒸气蒸馏的方法进行提取。当对提取效率和纯度要求不高时，也可以采用常压蒸馏法提取，虽然常压蒸馏法提取率较低，纯度不高，但具有提取时间短、操作简单等特点。肉桂醛的结构式为

肉桂醛

肉桂醛为略带浅黄色油状液体，沸点为252℃，难溶于水，易溶于苯、丙酮、乙醇、三氯甲烷、四氯化碳等有机溶剂。肉桂醛易被氧化，长期放置，缓慢被氧化成肉桂酸。由于肉桂醛结构中具有不饱和双键和醛基，因此，可以发生加成反应和氧化反应，可利用它的这个特点对其进行鉴定。

三、仪器与试剂

水蒸气发生器（500ml 二口圆底烧瓶）、量筒（10ml）、试管、直形冷凝管、玻璃管、导出管、T 形管、蒸馏烧瓶（100ml 二口圆底烧瓶）、尾接管、分液漏斗、水浴装置、烧杯（50ml）、0.5% $KMnO_4$ 溶液、5% $AgNO_3$ 溶液、10% NaOH 溶液、浓氨水、二氯甲烷、无水 Na_2SO_4、饱和溴水、桂皮粉、蒸馏水等。

四、实 验 步 骤

1. 仪器的安装 水蒸气蒸馏装置主要由水蒸气发生器、蒸馏部分、冷凝部分和接收部分组成。水蒸气发生器盛水量不超过容器的 3/4，瓶口配双孔软木塞，一孔插入长约 1m、内径为 5～7mm 的玻璃管作为安全管，以调节水蒸气发生器的压力；另一孔插入内径 8～10mm 的水蒸气导出管（弯管），导出管与一个 "T" 形管相连，"T" 形管的支管套一短橡皮管，并用螺旋夹夹住。装置如图 3-4-1。

2. 水蒸气蒸馏 将 5g 桂皮粉装入 100ml 二口圆底烧瓶中，加入约 7ml 蒸馏水拌湿（注意：不可太稀）。将水蒸气发生器与蒸馏烧瓶相连，馏出液导出管与冷凝器相连，蒸馏速度控制在每秒 2～3 滴，尾接管处接烧杯，收集粗品 20ml 备用。

粗品移置于分液漏斗中，用每份 10ml 的二氯甲烷萃取 2 次，将两层分离，弃去水相，有机相加入少量无水 Na_2SO_4 干燥，过滤，在通风橱内水浴加热蒸发掉大部分溶剂，移置剩留的液体于事先称定重量的烧杯中称重。

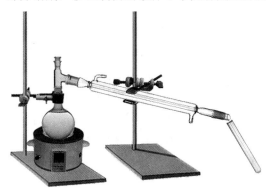

图 3-5-1 常压蒸馏装置图

3. 常压蒸馏 将 10g 桂皮粉装入 500ml 二口圆底烧瓶中，加入 300ml 蒸馏水，采用常压蒸馏装置（图 3-5-1）进行蒸馏，用试管接 3～5ml 肉桂油粗产品做下面性质检验。

4. 肉桂油的性质检验

（1）醛基的鉴定：取一支干净试管，加入 1ml 5% $AgNO_3$ 溶液和一滴 10% NaOH 溶液，立即生成棕色沉淀，不振荡，逐滴加入浓氨水，直至沉淀恰好溶解为止。在制得的上述溶液中加入 2～3ml 肉桂油粗产品，振荡后在水浴中加热（水浴温度需较高），观察银镜的生成并写出反应方程式。

（2）双键的鉴定：取一支干净试管，加入 1ml 肉桂油粗产品和 1～2 滴饱和溴水，振荡后放置，观察溶液的颜色变化，写出反应方程式。

（3）氧化反应：取一支干净试管，加入 1ml 肉桂油粗产品，加入 1 滴 0.5% $KMnO_4$ 溶液，边加边振荡试管，并注意观察溶液颜色变化。在水浴中温热，观察棕黑色沉淀的生成，写出反应方程式。

实验六　阿司匹林（乙酰水杨酸）的制备

1. 水杨酸与乙酸酐的反应过程中，浓硫酸的作用是什么？

2. 为什么控制反应温度在 70℃左右？

3. 本实验中可产生哪些副产物？

4. 通过什么方法鉴定阿司匹林（乙酰水杨酸）的纯度？

5. 本实验能否用乙酸替代乙酸酐制备乙酰水杨酸？

一、实 验 目 的

1. 通过本实验了解乙酰水杨酸的制备原理和方法。

2. 掌握结晶、减压过滤、洗涤、干燥等基本实验操作。

二、实 验 原 理

阿司匹林（aspirin），化学名为乙酰水杨酸或 2-乙酰氧基苯甲酸，作为一种有效解热镇痛药，问世于 1899 年，已有百余年历史。临床上主要用于治疗感冒、发热、头痛、关节痛、风湿病，还能抑制血小板聚集，阻止血栓形成，用于预防和治疗缺血性心脏病、心绞痛、心肌梗死、脑血栓形成等。乙酰水杨酸为白色针状或板状晶体或粉末，熔点为 135～140℃，无气味，微带酸味；微溶于水，溶于乙醇、乙醚、三氯甲烷，也溶于较强的碱性溶液，同时乙酰水杨酸会发生分解。阿司匹林的化学结构式为

乙酰水杨酸

本实验选择水杨酸与乙酸酐在浓硫酸催化下进行酯化反应制备乙酰水杨酸，其反应式为

反应结果可以看成是在水杨酸分子中引入乙酰基。这种在有机分子中引入酰基的反应称为酰基化反应，其中提供酰基的试剂称为酰化剂。

由于水杨酸是双官能团化合物，分子中的酚羟基和羧基彼此之间亦能起反应，生成少量的聚合物（副反应），而且还可以形成分子内氢键，阻碍酰化和酯化反应的发生。这样得到的是乙酰水杨酸粗品，其中混有反应副产物、尚未反应完的原料和催化剂等，必须经过纯化处理才能得到纯品。乙酰水杨酸能与 $NaHCO_3$ 反应生成水溶性钠盐，而副产物聚合物不溶于 $NaHCO_3$ 溶液，利用这种性质上的差异，可把聚合物从乙酰水杨酸中去除，而且 $NaHCO_3$ 还可以去除反应中使用的过量催化剂浓硫酸（浓硫酸还可以破坏分子内氢键的生成，有利于反应向正向进行）。乙酰水杨酸粗品中还有杂质水杨酸，这是由于酰化反应不完全或由于在分离步骤中乙酰水杨酸发生水解造成的。它可以在各步纯化过程和产物的重结晶过程中被去除。与大多数酚类化合物一样，水杨酸可以与 $FeCl_3$ 形成深色配合物；乙酰水杨酸因酚羟基已被酰化，不再与 $FeCl_3$ 发生颜色反应，因此水杨酸杂质很容易被检出（除采用 $FeCl_3$ 鉴定纯度外，还可用测定熔点法来判断纯度）。

三、仪器与试剂

水杨酸、乙酸酐、浓硫酸、20% HCl 溶液、饱和 $NaHCO_3$ 溶液、1% $FeCl_3$ 溶液、乙醇、蒸馏水、圆底烧瓶（100ml）、烧杯（150ml）、锥形瓶（50ml）、抽滤瓶、布氏漏斗、水浴装置、玻璃棒、玻璃塞、表面皿等。

四、实验步骤

1. 乙酰水杨酸粗品的制备

（1）称取 2.0g（约 0.014mol）固体水杨酸，放入 100ml 干燥圆底烧瓶中，加入 5ml 乙酸酐，用滴管加入 5 滴浓硫酸，摇匀，使水杨酸溶解。

（2）将圆底烧瓶放在 85～90℃水浴中加热 15min 左右（常常摇动圆底烧瓶，使乙酰化反应尽可能完全），取下冷至室温，即有乙酰水杨酸晶体析出。如不结晶，可用玻璃棒摩擦瓶壁并将反应物置于冰水中冷却使其结晶。加入 30ml 蒸馏水，将混合物继续在冰水中冷却使结晶完全。

（3）减压抽滤，用滤液反复淋洗圆底烧瓶，直至所有的晶体被收集到布氏漏斗内。用少量冷水洗涤晶体几次，继续抽吸将溶剂尽量抽干，即得乙酰水杨酸粗品，将粗品转移至 150ml 烧杯中（图 3-6-1）。

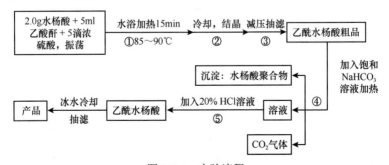

图 3-6-1　实验流程

2.重结晶纯化

（1）装有乙酰水杨酸粗品的烧杯中，逐滴加入饱和 $NaHCO_3$ 溶液，边加边搅拌，直到不再有 CO_2 气体产生为止。

（2）抽滤，除去不溶性副产物聚合物（水杨酸自身聚合），用 5 ～ 10ml 蒸馏水冲洗漏斗，合并滤液。倒入预先盛有 10ml 20% HCl 溶液的烧杯中，搅拌均匀，置于冰水浴中，使晶体沉淀尽量析出。

（3）抽滤，用洁净的玻璃塞挤压滤饼，尽量抽去滤液，再用冷水洗涤 2 ～ 3 次，抽干水分。将晶体移至表面皿上，干燥后称量。

（4）产品纯度检验：取几粒乙酰水杨酸晶体加入盛有 5ml 乙醇的试管中，加入 1 ～ 2 滴 1% $FeCl_3$ 溶液，如无显色反应（无紫色），说明无杂质已纯化。如果发生显色反应（紫色），说明仍有水杨酸存在，重复纯化。

五、实验思考题

1. 在硫酸的存在下，水杨酸与乙醇作用将得到什么产物？写出反应方程式。

2. 乙酰水杨酸还可以使用溶剂进行重结晶，重结晶时需要注意什么？

3. 反应后加蒸馏水的目的是什么？

4. 结晶的粗产品中可能含有哪些杂质？

六、注意事项

1. 锥形瓶必须干燥，药品最好事先经干燥处理，要使用新蒸馏的乙酸酐，收集 139 ～ 140℃的馏分（实验室已经处理）。

2. 水杨酸、乙酸酐和浓硫酸必须依次加入。

3. 本实验中要注意控制水浴温度为 85 ～ 90℃，否则将增加副产物的生成，如水杨酰水杨酸酯、乙酰水杨酰水杨酸酯、乙酰水杨酸酐等。

实验七　薄层色谱法分离菠菜中的色素

课 前 问 题

1. 简述薄层色谱法的分离原理。

2. 菠菜中含有几种主要的色素？

3. 试比较叶绿素 a、叶绿素 b 和 β-胡萝卜素的极性，为什么 β-胡萝卜素在薄层板上移动最快？

一、实 验 目 的

1. 了解薄层色谱法的基本原理、操作技术和应用。

2. 通过绿色植物色素的提取和分离，了解天然物质分离提纯方法。

二、实 验 原 理

绿色植物如菠菜中含有多种天然色素，其中以叶绿素 a、叶绿素 b、叶黄素、胡萝卜素（α、β、γ）等为主。叶绿素 a 和叶绿素 b 都是吡咯衍生物与金属镁的配合物，是植物进行光合作用所必需的催化剂，易溶于丙酮、乙醇、乙醚、石油醚等有机溶剂。β-胡萝卜素和叶黄素等是脂溶性的四萜化合物。与胡萝卜素相比，叶黄素易溶于醇而在石油醚中的溶解度较小。

叶绿素a结构(R = CH₃)
叶绿素b结构(R = CHO)

β-胡萝卜素(R = H)
叶黄素(R = OH)

可根据各种色素在有机溶剂中的溶解特性（表 3-7-1），将它们从菠菜叶片中提取出来，根据它们对同一吸附剂的吸附能力不同利用薄层色谱法（thin-layer chromatography，TLC）将它们分开。

表 3-7-1 菠菜叶中叶绿体色素的种类、颜色及含量

叶色素	叶绿素		类胡萝卜素	
	叶绿素 a	叶绿素 b	β-胡萝卜素	叶黄素
含量比	3:1		2:1	
颜色	蓝绿色	黄绿色	橘黄色	黄色
极性	第三	第二	最小	最大

薄层色谱法又称薄层层析，是将吸附剂（如氧化铝、硅胶等）均匀涂在玻片上，形成薄层（固定相），将需要分离的样品溶液点在薄层上，再用适当的溶剂（流动相）将样品展开而达到分离和鉴别的方法。薄层色谱法是一种较新的分离物质的方法，具有快速、微量、灵敏度高等优点，在天然产物的分离鉴定及中草药有效成分的纯化鉴定中有着广泛应用。

根据分离作用机制不同，薄层色谱法可分为吸附层析法和分配层析法、离子交换层析法，本实验采用的是吸附层析法。吸附层析法利用吸附剂对样品中不同物质吸附能力的不同，以及展开剂对被吸附物质溶解能力的不同进行分离。在展开过程中，随着展开剂的展开，样品中的不同物质在吸附剂和展开剂之间发生连续不断的溶解、吸附、再溶解，再吸附……的过程，吸附剂吸附能力较弱的（即在展开剂中易溶解的）成分随展开剂移动较快；而吸附剂吸附能力较强的（即在展开剂中不易溶解的）成分，随展开剂移动较慢，从而得以分离，形成不同的斑点。

当实验的温度、展开剂、吸附剂等实验条件一定时，某种物质的保留因子（retention factor，R_f），又称比移值为一特征常数。把不同化合物的 R_f 数据积累起来可以供鉴定化合物使用。但是，在实际工作中，R_f 的重复性较差，因此不能孤立地用比较 R_f 的方法来进行鉴定。然而，当未知物与已知物在同一薄层板上，用几种不同的展开剂展开时都有相同的 R_f 时，就可以确定未知物与已知物相同。当未知物被限定到几个已知物中时，利用薄层色谱法就可以确定该未知物（图 3-7-1）。

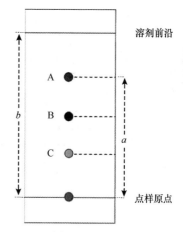

图 3-7-1 R_f 计算

$R_f = \dfrac{\text{点样原点至斑点中心的距离}(a)}{\text{点样原点至溶剂前沿的距离}(b)}$，样品含已有已知组分 A、组分 B 和组分 C，其中组分 A 的 R_f 即为点样原点至组分 A 斑点中心的距离 a 与点样原点至溶剂前沿的距离 b 的比值

三、仪器与试剂

5cm×10cm 玻片、毛细管、层析槽、电吹风、索氏提取器、旋转蒸发仪、微量进样器、100～200 目的硅胶 G、0.3% 羧甲基纤维素钠溶液、展开剂［石油醚：丙酮（7∶3）］、菠菜提取液、牛角勺、研钵、烘箱、干燥器、铅笔、吹风机等。

四、实验步骤

1. 菠菜提取液的提取

（1）方法 1：适量菠菜晾干，粉碎，置于索式提取器中以石油醚为溶剂，提取 4h，提取液于旋转蒸发仪中浓缩，浓缩液置于棕色瓶中于 4℃处保存。

（2）方法 2：菠菜叶 5g，先用 10ml 丙酮研磨，再用 10ml 石油醚研磨，过滤，滤液加 2g 无水硫酸钠除去水分，避光保存。

2. 铺板

称取硅胶 G 10g，加入 30ml 0.3% 羧甲基纤维素钠溶液，置于研钵中研匀成糊状，用牛角勺均匀涂布在洁净干燥的玻片上，用手指抬起玻片一端，连续在桌面上轻轻拍打，使形成均匀薄层，平放在水平桌面上，晾干，烘箱中于 110℃活化 60min，取出冷却，置干燥器中备用。

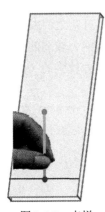

图 3-7-2　点样

3. 点样

取制备好的薄层板一块，点样前先用铅笔在薄层板底部一端 1.5cm 处轻轻划一条平行于底端的直线作为起始线，然后用毛细管吸取菠菜提取液，在起始线上小心点样，斑点直径不超过 2mm；如果需要重复点样，则待前次点样的溶剂挥发后，方可重复点样，以防止样点过大，造成拖尾、扩散等现象，影响分离效果。若在同一板上点两个样，样点之间距离在 1～1.5cm 为宜。待样点干燥后，方可进行展开（图 3-7-2）。

4. 展开

将点好样品的薄层板放入盛有展开剂的层析槽中，饱和 10min，将点样端浸于展开剂中（注意：切勿将点样起始线浸没于展开剂中，以防样品被泡掉），盖好盖子进行上行层析。当展开剂前沿扩散到距顶端约 1cm 时，取出薄层板，立即用铅笔画出溶剂前沿，吹风机凉风吹干（图 3-7-3）。

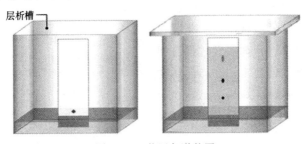

图 3-7-3　薄层色谱装置

5. 计算 R_f　晾干后的薄层板出现若干色素斑点，其排列顺序一般是 β-胡萝卜素、去镁叶绿素、叶绿素 a、叶绿素 b 和叶黄素等。用铅笔标记出样品斑点，用直尺分别量出原点到斑点中心的距离和原点到展开剂前沿的距离，计算各色素的 R_f。

五、数据记录与处理

数据记录于表 3-7-2，并将计算所得 R_f 填入表 3-7-2。

表 3-7-2　数据记录与处理

点号（从上至下）	颜色	色素	极性	原点至斑点中心的距离 a（cm）	原点至溶剂前沿的距离 b（cm）	R_f（$=a/b$）
1						
2						
3						
4						
5						

六、实验思考题

1. 展开剂超过起始线，对薄层层析有什么影响？

2. 展开后的薄层板为什么要用凉风吹干而不用热风吹干？

3. 计算图 3-7-4 理想分离的薄层板中各斑点的 R_f。

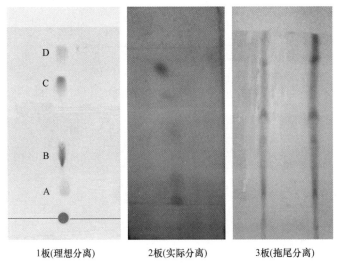

1板(理想分离)　2板(实际分离)　3板(拖尾分离)

图 3-7-4　展开后的薄层板

七、注意事项

1. 一般用于薄层色谱法分离的薄层板应表面光滑平整、无花斑、水印等。

2. 点样时，选择微量进样器进行点样。若要重复点样，应等待前一次点样残余的溶剂挥发后再点样，以免点样斑点过大。点样斑点间距应保持在 1cm 左右。

3. 在展开薄层板之前，应提前在展开槽中倒入展开剂，并盖好展开槽顶盖，使展开剂蒸气在展开槽中充分饱和。

4. 薄层板点样后，应等待溶剂挥发完，再放入展开槽中展开。放入薄层板时，应操作快速，并立即盖好顶盖，同时要注意切勿将点样起始线浸没于展开剂中，以防样品溶解到展开剂中。

5. 展开剂应以新配制为宜，每次展开后，都需更换，不能重复使用。

实验八　有机化合物的性质 I

课前问题

1. 叔醇能发生氧化反应吗？

2. 甘油与氢氧化铜作用生成什么颜色溶液？

3. 酚能与 $FeCl_3$ 溶液发生显色反应的原因是什么？

4. 如何鉴别甲醛、丙醛、丙酮？

一、实 验 目 的

1. 通过实验验证醇、酚、醚、醛、酮的化学性质，并加深对它们的理解。

2. 掌握醇、酚、醚、醛、酮的鉴别方法。

二、实 验 原 理

1. 醇的性质

（1）醇与金属钠的作用：醇与金属钠作用放出 H_2。由于烃基的影响，反应不如水那样剧烈，而且随着烃基的不同，反应速度有明显的差别，醇与钠的反应活性顺序为伯醇＞仲醇＞叔醇。醇钠极易水解为原来的醇和氢氧化钠。

（2）与卢卡斯试剂反应：醇分子中的—OH 可被卤原子取代生成卤代烃，但由于—OH 的亲核能力大于卤原子，因此这个反应主要向生成醇的方向进行。如果采用催化剂，并加大氢卤酸的浓度，则反应也可向生成卤代烃的方向进行。不同结构的醇与氢卤酸反应速率不同，可用于区别伯、仲、叔醇。无水 $ZnCl_2$ 和浓盐酸配成的溶液，称为卢卡斯试剂。

醇的反应活性：苄醇，烯丙基醇＞叔醇＞仲醇＞伯醇＞ CH_3OH。

（3）醇的氧化：伯醇、仲醇分子中含有 α-H，易被氧化。伯醇在氧化剂作用下很容易被氧化成醛，醛继续氧化生成羧酸。仲醇在氧化剂作用下很容易被氧化成酮，酮不能被氧化。叔醇由于没有 α-H，较稳定，一般条件下不易被氧化。

（4）邻二醇类化合物与 $Cu(OH)_2$ 的反应：多元醇由于相邻碳原子上羟基的相互影响，显示出比一元醇更大的酸性，如乙二醇、甘油等可与 $Cu(OH)_2$ 作用生成深蓝色溶液。此反应可用于鉴别具有邻二醇结构的多元醇。

2. 酚的性质

（1）酚的酸性：苯酚分子中羟基直接与苯环相连，羟基氧原子上未共用电子对与苯环形成 p-л 共轭体系，使羟基中氢氧之间的极性增大，氢原子容易解离而具有弱酸性。

（2）芳环上亲电取代反应：由于羟基的给电子共轭效应使羟基邻、对位上的氢原子更加活泼，比苯更容易发生亲电取代反应，如与溴水反应立刻生成2,4,6-三溴苯酚白色沉淀。

（3）酚的显色反应：含有酚羟基的化合物具有烯醇结构，能与$FeCl_3$的水或醇溶液作用，生成具有红、蓝、紫、绿等颜色的配合物，这是检出酚羟基的特征反应，根据不同颜色区别各种酚。

（4）酚的氧化反应：酚比醇更易被氧化，尤其是多元酚，往往作为强还原剂，如对苯二酚可与硝酸银作用，使Ag^+氧化为金属银，常被用作显影剂。

3. 醚的性质　𬬻盐的形成：醚的氧原子上有未共用电子对，是路易斯碱，可与强酸（如HCl、H_2SO_4）作用，形成𬬻盐。𬬻盐可溶于强酸中，但𬬻盐不稳定，遇水分解，恢复成原来的醚。

4. 醛和酮的性质

（1）与2,4-二硝基苯肼反应：醛和酮都含有羰基，因而具有许多相似的化学性质，都可以与氢氰酸及氨的衍生物等多种试剂发生亲核加成反应，如与2,4-二硝基苯肼反应生成黄色、橙色或橙红色的2,4-二硝基苯腙，此反应可鉴别醛、酮。

（2）醛的氧化反应：由于醛分子中羰基与氢相连接，而酮分子中羰基与两个烃基相连，因而醛和酮在化学性质上有差异。例如，醛类易被碱性弱氧化剂［如托伦（Tollen）试剂］氧化，酮则不起反应。此类反应可作为区别醛和酮的特性反应。脂肪醛还能被费林（Fehling）试剂氧化，而芳香醛和酮则不能。

（3）碘仿反应：醛和酮分子中α-碳上的氢由于受羰基的影响比较活泼易被卤代，α-碳上含有3个活泼氢的醛或酮能与I_2+NaOH作用，甲基上的3个氢原子被碘代，并分解产生黄色的碘仿沉淀。由于含有CH₃CH(OH)-R结构的醇能被次碘酸钠氧化生成甲基酮，故也能发生碘仿反应。

（4）与亚硝酰铁氰化钠反应：当丙酮与新配制的亚硝酰铁氰化钠溶液混合，再和碱溶液接触时，产生紫红色化合物，据此可鉴别醛和酮。临床上常用亚硝酰铁氰化钠溶液来测定糖尿病患者尿液中的丙酮。

三、仪器与试剂

试管、试管夹、烧杯（50ml）、玻璃棒、精密pH试纸、酒精灯、叔丁醇、稀硝酸、2% $AgNO_3$溶液、金属钠、酚酞溶液、无水乙醇、卢卡斯试剂、正丁醇、异丙醇、乙二醇、0.5mol/L $KMnO_4$溶液、3mol/L H_2SO_4溶液、2mol/L NaOH溶液、0.3mol/L $CuSO_4$溶液、甘油、0.2mol/L 苯酚溶液、0.2mol/L 邻苯二酚溶液、0.2mol/L 对苯二酚溶液、0.2mol/L 间苯二酚溶液、0.2mol/L α-萘酚溶液、0.2mol/L β-萘酚溶液、2mol/L HCl溶液、饱和溴水、0.1mol/L $FeCl_3$溶液、乙醚、2,4-二硝基苯肼、苯甲醛、乙醛、丙酮、费林试剂A液、费林试剂B液、碘试液、浓硫酸、浓盐酸、浓氨水、50g/L 亚硝酰铁氰化钠溶液、蒸馏水、冰水、沸水、温水等。

四、实验步骤

1. 醇和酚的性质

（1）醇与金属钠的反应：取 2 支干燥试管，分别加入蒸馏水 1ml、无水乙醇 1ml，再各放入一粒（绿豆大小）金属钠（用滤纸把煤油擦干），观察反应速率的差异。待钠完全消失后，加入蒸馏水 2ml，并滴加酚酞溶液，观察现象。

（2）醇的氧化：取 4 支试管，各加入 5 滴 0.5mol/L KMnO$_4$ 溶液，再加入 2 滴 3mol/L H$_2$SO$_4$ 溶液，之后进行编号，1 号试管加入 10 滴无水乙醇，2 号管加入 10 滴乙二醇，3 号管加入 10 滴异丙醇，4 号管加入 10 滴叔丁醇，5 号管加入 10 滴蒸馏水（用作对照），振摇各试管，观察各自的变化，并记录现象。

（3）甘油与 Cu(OH)$_2$ 的反应：取试管 3 支，分别加入 1ml 2mol/L NaOH 溶液和 10 滴 0.3mol/L CuSO$_4$ 溶液，摇匀。于 1 号试管中加入 1ml 甘油，于 2 号试管中加入 1ml 无水乙醇，3 号试管中加入 1ml 乙二醇，振荡，观察现象，记录并解释现象。

（4）苯酚的酸性：取 6 支试管分别加入 0.2mol/L 苯酚溶液、0.2mol/L 邻苯二酚溶液、0.2mol/L 对苯二酚溶液、0.2mol/L 间苯二酚溶液、0.2mol/L α-萘酚溶液、0.2mol/L β-萘酚溶液各 1ml，用玻璃棒蘸取 1 滴，用精密 pH 试纸测其酸性，记录现象和数据。取 10 支试管分别加入 0.2mol/L 苯酚溶液、0.2mol/L 邻苯二酚溶液、0.2mol/L 间苯二酚溶液、0.2mol/L α-萘酚溶液和 0.2mol/L β-萘酚溶液各 1ml，每种 2 份，其中一份留作对照溶液，在另一份中逐滴加入 2mol/L NaOH 溶液，并不时振摇，直至溶液呈清亮为止，向此清亮溶液中滴加 2mol/L HCl 溶液至溶液呈酸性，观察各试管中有何现象，并与对照试管做对比，记录现象。

（5）苯酚与溴水的反应：取 1 支试管加入 0.2mol/L 苯酚溶液，再加入 1ml 饱和溴水，振荡，记录并解释现象。

（6）酚与 FeCl$_3$ 的显色反应：取 7 支试管，分别加入无水乙醇、0.2mol/L 苯酚溶液、0.2mol/L 邻苯二酚溶液、0.2mol/L 对苯二酚溶液、0.2mol/L 间苯二酚溶液、0.2mol/L α-萘酚溶液、0.2mol/L β-萘酚溶液各 1ml，再各加入 1 滴 0.1mol/L FeCl$_3$ 溶液，振荡，记录并解释现象。

2. 醚的性质 取试管 2 支，一支试管中加入 2ml 浓硫酸；另一支试管中加入 2ml 浓盐酸。将 2 支试管都放入冰水浴中冷却到 0℃后，在每支试管里小心加入预先量好并已冷却的 1ml 乙醚。加乙醚时要分几次加入，边加边摇试管，保持冷却。嗅一嗅所得的溶液是否有乙醚味。将上面 2 支试管里溶液分别倒入另外 2 支分别装有 5ml 冷水和一块冰的试管中，并注意一边加一边摇动、冷却。此时是否有乙醚的气味出现？水层上是否有乙醚层？小心加入几滴 2mol/L NaOH 溶液，中和一部分酸，观察乙醚层是否增多？

3. 醛和酮的性质

（1）与 2,4-二硝基苯肼反应：取试管 3 支，分别加入苯甲醛、乙醛、丙酮 2～3 滴，然后向 3 支试管中各加入 1ml 2,4-二硝基苯肼溶液，充分振荡，观察有无沉淀产生（若无现象，可用玻璃棒摩擦试管壁，以促使晶体析出）。

（2）费林反应：在 1 支试管中加入费林试剂 A 液和费林试剂 B 液各 2ml，混合均匀即得费林试剂，然后分装到 3 支试管中，再分别加入乙醛、丙酮、苯甲醛各 2 滴，振荡，放在沸水浴中加热 2～3min，记录并解释现象。

（3）碘仿反应：取试管 3 支，分别加入乙醛、无水乙醇、丙酮各 5 滴，再各加入 1ml 碘试液，然后分别滴加 2mol/L NaOH 溶液至碘液的颜色恰好褪去。振荡，观察有无浅黄色碘仿沉淀生成，能否嗅到碘仿的特殊气味。若无沉淀，可在 50～60℃温水浴中温热数分钟，冷却后再观察。记录并解释现象。

（4）亚硝酰铁氰化钠实验：取试管 1 支，加入 1ml 丙酮，然后再加入 2 滴 2mol/L NaOH 溶液和 2 滴 50g/L 亚硝酰铁氰化钠溶液，摇匀后，将试管微微倾斜，沿着试管壁慢慢加入 1～2ml 浓氨水。注意动作要轻，不要摇动，在两层溶液的交界处，即会出现紫红色环。

五、实验思考题

现有 4 瓶失去标签的有机化合物，它们可能是甲醛、乙醛、甘油、苯酚，请设计一个方案，将它们的标签一一贴上。

实验九 奶粉中酪蛋白的提取及乳糖的鉴别

课 前 问 题

1. 奶粉中主要含有哪种蛋白质？

2. 提取酪蛋白时为什么要加酸？

3. 奶粉除蛋白后的溶液称为什么？其中含有的主要糖类化合物是什么糖？

4. 本实验是如何鉴别乳糖的？

5. 为什么要在滤液中加入 $CaCO_3$？

6. 抽滤为什么能加快过滤速度？

7. 乳糖是由哪种单糖组成的？有无还原性？

一、实 验 目 的

1. 了解从奶粉中分离、提取酪蛋白和乳糖的原理及方法。

2. 掌握蛋白质和还原性糖的鉴定方法。

二、实 验 原 理

奶粉（牛奶）中所含的蛋白质主要为酪蛋白，并以酪蛋白钙胶束形式存在。酪蛋白钙的 pI=4.6，奶粉水溶液的 pH=6.6，因而酪蛋白钙在奶粉水溶液中带负电荷，往奶粉水溶液中加入酸，酪蛋白可沉淀析出（可用此方法初步判断奶粉真伪）。

$$[酪蛋白]^{2-}Ca^{2+} \xrightarrow{H^+} 酪蛋白 \downarrow + Ca^{2+}$$

在抽滤分出酪蛋白的滤液中加入 $CaCO_3$，煮沸，可以中和多余的酸，也使白蛋白和乳球蛋白等变性，过滤使其与未作用的 $CaCO_3$ 一同除去。

奶粉水溶液经脱脂和去除蛋白质后，所得溶液为乳清。乳清内含糖类化合物主要为乳糖。

乳糖的结构式为

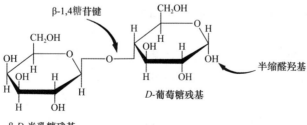

乳糖存在于哺乳动物的乳汁中，牛奶中含量为 4%～5%。工业上可从制取奶酪的副产物乳清中获得。乳糖是还原性的二糖，当用苦杏仁酶水解时，可得等量的 *D*-葡萄糖和 *D*-半乳糖。

$$乳糖 \xrightarrow{\text{苦杏仁酶}} D\text{-葡萄糖} + D\text{-半乳糖}$$

乳糖能与本尼迪克特试剂（曾称班氏试剂）反应生成砖红色的 Cu_2O 沉淀，能发生莫利希（Molisch）反应和糖脎反应。还原糖与盐酸苯肼-乙酸钠溶液生成的糖脎是黄色结晶，糖脎的生成速度和晶形及熔点均因糖的不同而不同，因此可利用糖脎的生成鉴别各种糖。

糖类在浓硫酸或浓盐酸作用下，能与酚类化合物缩合生成有色物质，如与 α-萘酚作用生成紫红色，称作莫利希反应。反应十分复杂，可用此法检出糖类。

单糖均具有还原性，二糖分子中具有游离苷羟基者也有还原性，能被托伦试剂、费林试剂、本尼迪克特试剂等碱性弱氧化剂所氧化，此类糖称为还原性糖。

淀粉是多糖，属非还原糖。直链淀粉不易溶于冷水，能溶于热水。其水溶液与碘产生蓝色产物，目前认为是直链淀粉螺旋状结构中的空穴恰好适合碘分子的进入，依靠分子间引力使碘形成蓝色的包合物。

淀粉在酶或酸的作用下，可以水解生成还原糖。在用酸水解时，淀粉逐步水解，经一系列中间产物，可生成麦芽糖，最终生成葡萄糖。淀粉与碘液显蓝色，水解中间产物、各种糊精与碘液呈不同颜色，可以通过由蓝—紫—红—无色的变化了解淀粉水解进程。

$$(C_6H_{10}O_5)_n \xrightarrow[H^+]{H_2O} 糊精 \xrightarrow[H^+]{H_2O} \begin{cases} 麦芽糖 \\ 异麦芽糖 \end{cases} \xrightarrow[H^+]{H_2O} C_6H_{12}O_6$$

三、仪器与试剂

烧杯（200ml）、减压抽滤装置、试管、酒精灯、沸水浴装置、浓盐酸、1mol/L NaOH 溶液、脱脂奶粉、10% 乙酸溶液、$CaCO_3$、本尼迪克特试剂、20g/L 葡萄糖溶液、20g/L 果糖溶液、20g/L 淀粉溶液、碘液、莫利希试剂、精密 pH 试纸、蒸馏水、乙醇、乙醚、浓硫酸等。

四、实验步骤

1. 从奶粉中分离酪蛋白 称取 5g 脱脂奶粉置烧杯中，加入 30ml 蒸馏水，搅拌，温热至 40℃使奶粉充分溶解。在搅拌下缓慢加入 10% 乙酸溶液（约 5ml）至酪蛋白不再析出，并形成无定形大块。用玻璃棒将无定形酪蛋白转移至布氏漏斗减压抽滤，尽可能去除液体。抽滤结束后，再用滤纸吸干，置于空气中干燥，称重并计算产率。

向滤液中加 1g $CaCO_3$，煮沸 2 ~ 3min（小心暴沸）。抽滤，将滤液转移至另一烧杯，备用。

2. 糖的性质

（1）还原性：取试管 1 支，加入 0.5ml 上述滤液，滴加约 8 滴 1mol/L NaOH

溶液调节 pH 至 8 ～ 9，再加入 1ml 本尼迪克特试剂，在沸水浴中加热 2 ～ 3min，取出试管待其自行冷却后观察结果。

　　取试管 3 支，各加入 1ml 本尼迪克特试剂，再分别加入 20g/L 葡萄糖溶液、20g/L 果糖溶液、20g/L 淀粉溶液各 5 滴，在沸水浴中加热 2 ～ 3min，待溶液自行冷却后观察现象，得出什么结论？

　　（2）莫利希实验：取试管 1 支，加入 1ml 上述滤液，再加入 2 滴新配制的莫利希试剂，摇匀后，将试管倾斜，沿管壁缓慢注入约 10 滴浓硫酸，保持试管倾斜不动，观察现象。

　　（3）淀粉与碘的颜色反应：取试管 1 支，加入 6 滴 20g/L 淀粉溶液和 1 滴碘液，观察现象。

　　（4）淀粉的水解：取试管 1 支，加入 5ml 20g/L 淀粉溶液，再加入 3 滴浓盐酸，在水浴中煮沸 15 ～ 30min，加热时，每隔 5min，用吸管吸出 1 滴反应液于点滴板上，加 1 滴碘液，观察现象。待反应液不再与碘液显色时，再加热煮沸 5min 左右，放冷，反应液用 1mol/L NaOH 溶液中和后（用精密 pH 试纸检查），加入 5 ～ 10 滴本尼迪克特试剂，将试管放在水浴中煮沸 2 ～ 3min，观察现象，试说明理由。

五、实验思考题

可否用本尼迪克特试剂鉴别葡萄糖和果糖？应如何鉴别？

附：莫利希试剂的配制

　　莫利希试剂的配制：称取 10g α-萘酚，用 95% 乙醇溶液溶解，并用该乙醇稀释至 100ml。

实验十　薰衣草精油的提取

课前问题

1. 薰衣草素有"香料之王"的称号，它有哪些医疗功效？

2. 薰衣草精油的物理性质有哪些？

3. 本实验用什么方法提取薰衣草精油？还可用哪种方法？

4. 如何选择薰衣草精油的提取方法？

5. 提取完的薰衣草精油应如何保存？

一、实验目的

1. 了解提取植物性精油的意义。

2. 掌握薰衣草精油的提取方法和操作过程。

二、实验原理

薰衣草（lavender）属唇形科植物，是一种多年生香料植物，植株干后有浓郁香气，素有"香料之王"的称号，是当今世界重要的香精原料。薰衣草花穗提取出的精油清香扑鼻、浓郁芬芳，用途非常广泛，具有驱虫、除异味、抗菌、镇静、催眠、缓解精神压力等作用。薰衣草是兼有药用植物和香料植物共有属性的植物之一。

精油的提取方法很多，归纳起来有如下 9 种：榨磨法、水蒸气蒸馏法、有机溶剂蒸馏法、超临界 CO_2 萃取法、超声波辅助提取法、微波辐照辅助提取法、吸附法、微胶囊-双水相萃取法和酶提取法。现代精油的提取技术趋向于提取更充分、分离产品纯度更高。本实验采用了水蒸气蒸馏法、有机溶剂蒸馏法、微波辐照辅助提取法和超声波辅助提取法。

1. 水蒸气蒸馏法　原理同前。

2. 有机溶剂蒸馏法　有机溶剂蒸馏法是用有机溶剂对芳香原料（包括含精油的植物各部分、树脂树胶及动物的泌香物质等）进行选择性的蒸馏，排除那些不重要的成分，有选择地提取香味物质。有机溶剂蒸馏法的优点是操作简单，且可通过选择不同的有机溶剂而有选择地提取致香成分。

3. 微波辐照辅助提取法　微波辐照辅助提取法是促使香料植物组织的维管束和腺胞系统的细胞破裂，活性物质沿破裂的细胞自由流出，被萃取剂捕获并溶解的一个过程。微波辐照辅助提取法一般分为常压法、高压法、连续流动法。与传统提取方法相比，该方法的特点是快速、节能、节省溶剂、污染小，而且有利于萃取热不稳定的物质，可以避免长时间高温引起物质分解，特别适合于热敏性组分或从天然物质中提取有效成分。另外，微波辐照辅助提取法的传热与传质方向一致，因而加热均匀，萃取效率高。

4.超声波辅助提取法 超声波辅助提取法的机制包括机械机制、热学机制及空化机制。超声波辅助提取法的空化机制：提取液中的微气泡（空化核）在声场作用下振动，当声压达到一定值时，气泡迅速增长，然后突然闭合，在气泡闭合时产生激波，在波面处造成很大的压强梯度，因而产生局部高温高压，温度可达5000K以上，压力可达上千个大气压，将植物细胞壁打破，香料得以浸出，从而提高提取率。另外，超声波次级效应，如机械振动、乳化、扩散、击碎、化学效应等，也能加速提取成分的扩散、释放并与溶剂充分混合而利于提取。选择合理的声学参数，使提取液达到最大空化状态，才能获得良好的提取效果。该方法最大的优点是提取时间短、温度较低、收率高。

三、仪器与试剂

薰衣草干花粉、正己烷、锥形瓶（100ml）、烧杯（100ml）、圆底烧瓶（500ml）、沸石、平底烧瓶（250ml）、蒸馏水、旋转蒸发仪、量筒（100ml）、挥发油提取器、保鲜纸、500W的控温保温套、微波炉、超声波细胞破碎仪、蒸馏装置、回流装置、抽滤装置等。

四、实验步骤

1.水蒸气蒸馏法 本法利用挥发油提取器提取。称取30g过40目筛的薰衣草干花粉，置于500ml圆底烧瓶中，加沸石，按料液比1:10加蒸馏水300ml，充分搅拌混匀，将圆底烧瓶置于控温保温套中，按图3-10-1所示安装水蒸气蒸馏装置，先将温度调至180℃加热至微沸，立即将温度降到135℃，保持微沸1.5h，停止加热，放置片刻，开启挥发油提取器下端的活塞，将水缓缓放出，将上层的薰衣草精油收集在带盖小瓶（事先称好重量为W_1）中，称重为W_2，单位均为g。按式（3-10-1）计算薰衣草精油提取率：

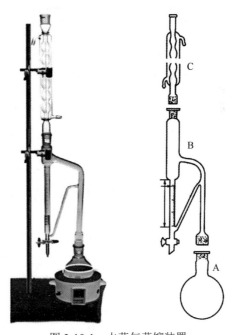

图3-10-1 水蒸气蒸馏装置
A.圆底烧瓶；B.挥发油提取器；C.球形冷凝管

$$薰衣草精油提取率 = \frac{W_2 - W_1}{干花的重量} \times 100\% \qquad (3\text{-}10\text{-}1)$$

2.有机溶剂蒸馏法 称取 5g 过 40 目筛的薰衣草干花粉于 250ml 平底烧瓶中，按料液比 1∶15 加入 75ml 正己烷，在水浴锅中进行加热回流提取。提取温度为 55℃，提取时间为 1h。取出冷却至室温，抽滤，滤出提取液置于 500ml 圆底烧瓶（旋转蒸发仪上使用的烧瓶，并且事先称好重量为 W_1）中，在−0.80MPa 和 40～45℃条件下进行旋转蒸发浓缩到最小体积，回收溶剂，挥尽溶剂，称重 W_2。按式（3-10-1）计算薰衣草精油提取率。

3.微波辐照辅助提取法 薰衣草干花粉碎过 40 目筛，称取 5g，于 100ml 锥形瓶内，按料液比 1∶15 加入 75ml 正己烷，充分浸润后置于微波炉内，微波处理条件：微波功率为中档（484W），辐射时间 5min，固定频率 2450MHz。一定时间后，取出冷却至室温，抽滤，滤出提取液置于 500ml 圆底烧瓶（旋转蒸发仪上使用的烧瓶，并且事先称好重量为 W_1）中，在−0.80MPa 和 40～45℃条件下进行旋转蒸发浓缩到最小体积，回收溶剂，挥尽溶剂，称重 W_2。按式（3-10-1）计算薰衣草精油提取率。

4.超声波辅助提取法 薰衣草干花粉碎过 40 目筛，称取 5g，于 100ml 烧杯内，按料液比 1∶15 加入 75ml 正己烷，充分浸润后置于超声波容器内，超声处理条件：超声功率为 80W，超声时间 45min，超声温度为 50℃。一定时间后，取出冷却至室温，抽滤，滤出提取液置于 500ml 圆底烧瓶（旋转蒸发仪上使用的烧瓶，并且事先称好重量为 W_1）中，在−0.80MPa 和 40～45℃条件下进行旋转蒸发浓缩到最小体积，回收溶剂，挥尽溶剂，称重 W_2。按式（3-10-1）计算薰衣草精油提取率。

五、结果计算

按式（3-10-1）计算出 4 种方法的精油提取率，并加以比较及分析。

六、注意事项

提取完毕，需待油水分离后，再将精油放出。

实验十一　花生油的提取及油脂的性质

课前问题

1. 花生油是由哪些脂肪酸组成的？花生油为什么比其他食用油价格高？

2. 本实验用什么方法提取花生油？还可用哪种方法提取？

3. 食用花生油能否用这种方法提取？为什么？

4. 油脂优劣可用哪些指标来衡量？

5. 本实验用什么方法来证明花生油中含有不饱和脂肪酸？

一、实　验　目　的

1. 了解从固体物质中连续萃取有机化合物的原理。

2. 进一步掌握索氏提取器的提取原理及使用。

3. 通过实验验证油脂的某些化学性质。

二、实　验　原　理

1. 液-固连续萃取　固体物质的萃取利用固体物质在液体溶剂中的溶解度不同来达到分离提取的目的，通常用浸出法或加热提取法。实验室一般用加热提取法，如用索氏提取器提取化合物即属于加热提取法。索氏提取器是一种用于液-固萃取的高效装置（图 3-3-1），其特点是用少量溶剂可连续萃取固体化合物。

将滤纸做成与提取器大小相适应的套袋，把样品放置在纸套袋内，装入提取器，将萃取溶剂置于烧瓶中，随着溶剂被加热，蒸气便沿着侧臂上升，在冷凝管被冷凝后滴到样品上，当溶剂在提取器内达到一定高度时，就和所提取的物质一同从侧面的虹吸管流入烧瓶中。此过程反复进行，溶剂便被一遍又一遍地重复使用，将所要提取的物质集中到下面的烧瓶中。

2. 油脂的性质　油脂是甘油与脂肪酸所生成的酯，一般难溶于水，而易溶于乙醚、石油醚、三氯甲烷、苯等有机溶剂中。油脂虽难溶于水，但在乳化剂（如肥皂水）的作用下，可形成稳定的乳浊液。

天然油脂中的脂肪酸分为饱和脂肪酸和不饱和脂肪酸，而油中含不饱和脂肪酸较多，因此均可与溴起加成反应。

油脂在碱性条件下水解生成高级脂肪酸盐和甘油，高级脂肪酸盐是肥皂的主要成分，所以该反应被称为皂化反应。油脂皂化所得的甘油溶解于水，而肥皂在水中则形成胶体溶液，当加入饱和氯化钠溶液后，肥皂即被析出（盐析），由此可将甘油和肥皂分开。

肥皂易溶于水，当加入 HCl 时，肥皂即生成游离的脂肪酸，高级脂肪酸在水中的溶解度很小，析出沉淀。

$$RCOONa + HCl \longrightarrow RCOOH + NaCl$$

三、仪器与试剂

圆底烧瓶、索式提取器、球形冷凝管、直形冷凝管、连接管、锥形瓶、量筒、试管、烧杯、滤纸、沸石、水浴锅、电子天平、花生仁、石油醚、乙醚、乙醇、蒸馏水、浓肥皂水、40% NaOH 溶液、饱和氯化钠溶液、10% HCl 溶液等。

四、实验步骤

1. 花生油的提取 称取 10g 花生仁（已粉碎）装入滤纸制成的滤纸筒后把滤纸筒放入索氏提取器内。在圆底烧瓶中加入几粒沸石后称重并加入 60ml 石油醚，通冷却水后在水浴锅上加热。连续提取 1.5h 或者虹吸 3～4 次后，停止加热，冷却。

将索式提取器从烧瓶上取下，换上常压蒸馏装置（图 3-3-2），慢慢蒸去石油醚并回收。把盛有花生油的烧瓶取下，称重，两次质量之差即为花生油的质量。将花生油倒入试管中待用，计算出油率（%）。

$$出油率 = \frac{花生油的质量}{花生仁的质量} \times 100\% \qquad (3\text{-}11\text{-}1)$$

2. 油脂的化学性质

（1）油脂的溶解性和乳化现象：取干燥试管 3 支，各加花生油 5～6 滴，然后分别加乙醚、蒸馏水、乙醇各 5 滴，观察哪支试管中油脂被溶解，然后在不溶的试管中加入几滴浓肥皂水，振荡 2min 后观察结果。

（2）油脂的皂化：将剩余的花生油置于大试管中，加入乙醇 6ml 和 40% NaOH 溶液 4ml。将试管放在沸水浴中边加热边摇动约 10min，待稍冷却后，该溶液即为皂化液。取出皂化液 1ml 放入小试管中，留下面试验用，其余的倒入盛有 20ml 饱和氯化钠溶液的小烧杯中，边倒边搅拌，此时即有肥皂析出。

（3）油脂中脂肪酸的检查：取上面实验制得皂化液 1ml，边振荡边滴加 10% HCl 溶液，直至淡黄色或白色脂肪酸完全析出为止。

五、数据记录与处理

把实验现象及结果记录到表 3-11-1 中。

表 3-11-1 实验结果

性质实验	油脂的溶解性和乳化现象	油脂的皂化	油脂中脂肪酸的检查
实验现象			
现象解释			

六、实验思考题

1. 液固萃取的原理是什么？

2. 用索氏提取器提取需要注意哪些问题？

七、注意事项

1. 滤纸筒内填充的样品要低于虹吸管顶端。

2. 蒸馏出的石油醚需要回收。

实验十二　有机化合物的性质 II

课 前 问 题

1. 羧酸能否与 Na_2CO_3 及 $NaHCO_3$ 发生反应？

2. 甲酸、乙酸、丙酸哪个酸性最强？为什么？

3. 哪两个羧酸具有还原性？为什么？

4. 衣服上不小心撒上蓝墨水应如何处理？为什么？

5. 同等碳原子的羧酸与取代羧酸哪个酸性更强？为什么？

6. 莫利希反应是糖类的特异反应吗？

7. 果糖为酮糖，为何具有还原性？

8. 糖在还原性实验中生成的沉淀颜色一样吗？原因是什么？

9. 糖在还原性实验中生成沉淀的速度一样吗？原因是什么？

10. 如何用米汤秘密传递书信？

11. 淀粉是由何种单糖组成的？怎样鉴别淀粉？

12. 鉴定氨基酸和蛋白质的方法有哪些？它们的原理是什么？

13. 为什么鸡蛋清可用作铅中毒或汞中毒的解毒剂？

一、实 验 目 的

1. 进一步认识和验证羧酸、取代羧酸、糖类化合物及氨基酸、蛋白质的化学性质。

2. 掌握羧酸、取代羧酸、糖类化合物及氨基酸、蛋白质的鉴别方法。

二、实 验 原 理

1. 羧酸的性质

（1）羧酸的酸性：羧酸均有酸性。一元羧酸的酸性小于无机酸而大于碳酸，都属于弱酸，能与碱作用生成羧酸盐。饱和一元羧酸中甲酸酸性最强，二元羧酸中草酸酸性最强。

（2）甲酸、草酸的还原性：甲酸分子中含有醛基，故能还原托伦试剂和费林试剂。草酸由于两个相邻羧基的影响，可被 $KMnO_4$ 氧化生成 CO_2 而褪色。

（3）羧酸的脱羧反应：羧酸能发生脱羧反应，不同的羧酸发生脱羧反应的条件不同，某些二元羧酸如草酸的结构特点是两个羧基直接相连，导致受热易发生脱羧反应。

（4）羧酸的酯化反应：羧酸与醇在浓硫酸的作用下，还可发生酯化反应。

2. 取代羧酸的性质

（1）取代羧酸的酸性：取代羧酸比相应羧酸的酸性强。

（2）取代羧酸的还原性：α-羟基酸分子中的羟基因受羧基吸电子效应的影响，比醇分子中的羟基易被氧化。$KMnO_4$、稀硝酸、托伦试剂等能将 α-羟基酸氧化成 α-酮酸。

（3）乙酰乙酸乙酯的互变异构：在乙酰乙酸乙酯分子中，由于亚甲基上的氢原子受两个极性基团的影响，易于质子化，生成烯醇式结构，能与 2,4-二硝基苯肼作用，还可与 $FeCl_3$ 溶液显色，使溴水褪色等，说明它具有酮型-烯醇型互变异构现象。

3. 糖类化合物的性质

（1）糖的还原性：单糖均具有还原性，二糖分子中具有游离苷羟基者也有还原性，能被托伦试剂、费林试剂、本尼迪克特试剂等碱性弱氧化剂所氧化，生成有色沉淀。

（2）糖的颜色反应：在浓硫酸或浓盐酸存在下，糖类化合物与酚类化合物能发生颜色反应，通常用 α-萘酚鉴定糖类的存在，用间苯二酚区分酮糖和醛糖。

1）莫利希反应：糖先与浓硫酸作用发生分子内脱水，生成糠醛或糠醛的衍生物，然后再与 α-萘酚缩合成紫色化合物，此反应称为莫利希反应，莫利希反应是鉴别糖类化合物的一种简单方法，大多数单糖、二糖、多糖均能发生此反应。

2）西里瓦诺夫（Seliwanoff）反应：酮糖在浓盐酸作用发生分子内脱水，生成糠醛或糠醛的衍生物，然后再与间苯二酚缩合成鲜红色产物，此反应称为西里瓦诺夫反应，酮糖的反应速率比醛糖快得多。

（3）淀粉的性质：淀粉是多糖，属非还原糖。在酶或酸的作用下，可以水解生成还原糖。在用酸水解时，淀粉逐步水解，经过一系列中间产物，可生成麦芽糖，最终生成葡萄糖。淀粉与碘液显蓝色。水解中间产物、各种糊精与碘液呈不同颜色，可以通过由蓝—紫—红—无色的颜色变化了解淀粉水解进程。

$$\text{淀粉} \xrightarrow[\text{H}^+]{\text{H}_2\text{O}} \text{糊精} \xrightarrow[\text{H}^+]{\text{H}_2\text{O}} \text{麦芽糖} + \text{异麦芽糖} \xrightarrow[\text{H}^+]{\text{H}_2\text{O}} \text{葡萄糖}$$

4. 蛋白质的性质

（1）茚三酮反应：α-氨基酸与水合茚三酮（苯丙环三酮戊烷）作用时，产生蓝色反应，由于蛋白质是由许多 α-氨基酸组成的，故也呈此颜色反应。

（2）缩二脲反应：蛋白质在碱性溶液中与 $CuSO_4$ 作用呈紫红色，称缩二脲反应。凡分子中含有 2 个以上—CO—NH—键的化合物都可发生此反应，蛋白质分子中的氨基酸是以肽键相连的，因此，所有蛋白质都能与双缩脲试剂发生反应。

三、仪器与试剂

试管、试管夹、烧杯（50ml）、酒精灯、玻璃棒、白瓷滴板、1mol/L 甲酸溶液、1mol/L 乙酸溶液、1mol/L 草酸溶液、碘液、1mol/L $KMnO_4$ 溶液、3mol/L H_2SO_4 溶液、2mol/L NaOH 溶液、浓盐酸、本尼迪克特试剂、0.1% 茚三酮溶液、2,4-二硝基苯肼、1mol/L FeCl$_3$ 溶液、溴水、2g/L 葡萄糖溶液、20g/L 果糖溶液、20g/L 蔗糖溶液、20g/L 乳糖溶液、20g/L 麦芽糖溶液、20g/L 淀粉溶液、西里瓦诺夫试剂、乳酸、10g/L 甘氨酸溶液、10g/L 谷氨酸溶液、10g/L 胱氨酸溶液、10g/L 蛋白质溶液、100g/L 乙酰乙酸乙酯溶液、10g/L CuSO$_4$ 溶液、红色石蕊试纸、pH 试纸、浓硫酸、无水 Na$_2$CO$_3$、酒石酸、1mol/L 三氯乙酸溶液、莫利希试剂、蒸馏水等。

四、实验步骤

1. 羧酸的性质

（1）羧酸的酸性

1）羧酸的酸性比较：取试管 3 支，分别加入 1mol/L 甲酸溶液、1mol/L 乙酸溶液、1mol/L 草酸溶液各 5 滴，用 pH 试纸测其近似 pH，记录并解释三种酸的酸性强弱顺序。

2）与 Na$_2$CO$_3$ 反应：取试管 1 支，加入少量无水 Na$_2$CO$_3$，再滴加 1mol/L 乙酸溶液数滴。记录现象并写出化学反应方程式。

（2）甲酸和草酸的还原性：取试管 2 支，分别加入 1mol/L 甲酸溶液、1mol/L 草酸溶液各 2ml，再各加入 0.5ml 1mol/L KMnO$_4$ 溶液和 0.5ml 3mol/L H$_2$SO$_4$ 溶液，振荡后加热至沸腾，记录并解释发生的现象。

2. 取代羧酸的性质

（1）取代羧酸的酸性：取试管 3 支，分别加入 2 滴乳酸、2 滴 1mol/L 三氯乙酸溶液、酒石酸少许，酒石酸中加 1ml 蒸馏水，分别用 pH 试纸测其近似 pH，记录并解释三种酸的酸性强弱顺序。

（2）取代羧酸的氧化反应：取试管 1 支，加入 0.5ml 1mol/L KMnO$_4$ 溶液和 0.5ml 2mol/L NaOH 溶液，混匀后再加入乳酸 0.5～1ml，振摇，观察现象。

（3）乙酰乙酸乙酯的酮式-烯醇式互变异构：取试管 1 支，加入 1ml 100g/L 乙酰乙酸乙酯溶液及 4～5 滴 2,4-二硝基苯肼溶液，观察现象。另取 1 支试管，加入 1ml 100g/L 乙酰乙酸乙酯溶液及 1 滴 1mol/L FeCl$_3$ 溶液，观察溶液颜色（紫红色），向此溶液加入溴水数滴，紫红色褪去。放置片刻后，又有紫红色出现。以上各种现象说明什么问题？

3. 糖的性质

（1）糖的还原性：取试管 5 支，各加入本尼迪克特试剂 1ml，再分别加入 20g/L 葡萄糖溶液、20g/L 果糖溶液、20g/L 蔗糖溶液、20g/L 麦芽糖溶液、20g/L 淀粉溶液各 5 滴，摇匀，在沸水浴中加热数分钟，待溶液自行冷却后观察结果，说明原因。

（2）莫利希反应：取试管 4 支，分别加入 20g/L 葡萄糖溶液、20g/L 蔗糖溶液、20g/L 麦芽糖溶液、20g/L 乳糖溶液、20g/L 淀粉溶液各 20 滴，再分别加入 10 滴新配制的莫利希试剂，摇匀，将试管倾斜成 45°，沿着管壁慢慢加入 20 滴浓硫酸，切勿振摇，使浓硫酸沉入管底，静置试管，注意观察浓硫酸和糖溶液的界面间紫红色环的出现，说明原因。

（3）与西里瓦诺夫试剂反应：取试管4支，各加入1ml西里瓦诺夫试剂，然后再分别加入20g/L葡萄糖溶液、20g/L果糖溶液、20g/L蔗糖溶液、20g/L麦芽糖溶液、20g/L乳糖溶液、20g/L淀粉溶液各5滴，混合均匀，置于热水浴中。比较各试管中红色出现的顺序。

（4）淀粉与碘的颜色反应：取试管1支，加入6滴20g/L淀粉溶液和1滴碘液，观察有何颜色产生。将试管置于沸水浴中加热数分钟，观察有何现象？取出试管放置冷却，又有何变化？试说明理由。

（5）淀粉的水解：取试管1支，加入5ml 20g/L淀粉溶液，再加入3滴浓盐酸，在水浴中煮沸10～15min，加热时每隔5min，用吸管吸出1滴反应液在白瓷滴板上，加1滴碘液，观察结果，待反应液不再与碘液显色时，再加热煮沸5min左右，放冷，反应液用2mol/L NaOH溶液滴加中和后（用红色石蕊试纸检查），加入5～10滴本尼迪克特试剂，将试管放在水浴中煮沸2～3min，观察结果。与未水解的淀粉溶液作对照试验，比较有何不同？

4. 氨基酸、蛋白质的颜色反应

（1）氨基酸的茚三酮反应：取试管4支，分别加入10g/L甘氨酸溶液、10g/L谷氨酸溶液、10g/L胱氨酸溶液和10g/L蛋白质溶液各1ml，再分别滴加2～3滴0.1%茚三酮溶液，水浴中加热煮沸3min，观察有何现象发生。

（2）蛋白质的缩二脲反应：取试管1支，加入2ml 10g/L蛋白质溶液和2ml 2mol/L NaOH溶液，混合均匀后，再加入3～5滴10g/L $CuSO_4$溶液，边加边振摇，观察有什么颜色产生。

五、实验思考题

1. 试从结构分析甲酸为何具有还原性？

2. 如何区别还原糖和非还原糖？

3. 氨基酸能否发生缩二脲反应？为什么？

实验十三 黄连中小檗碱的提取与鉴别

课前问题

1. 小檗碱为何种生物碱类的化合物？

2. 影响小檗碱产率的因素有哪些？

3. 回流与蒸馏的区别是什么？

一、实验目的

1. 学习从中草药提取生物碱的原理和方法。

2. 掌握生物碱的性质和鉴别方法。

二、实验原理

黄连为我国特产药材之一，具有很强的抗菌和抗病毒作用，对急性结膜炎、口疮、急性细菌性痢疾、急性肠胃炎等均有很好的疗效。黄连中含有多种生物碱，以小檗碱（俗称黄连素，berberine）为主要有效成分，小檗碱是一种常见的异喹啉生物碱（季铵生物碱）。随种植方法（野生和栽培）及产地的不同，黄连中小檗碱的含量不同，为4%～10%。

小檗碱是黄色针状体晶体。熔点为145℃，分子式为$C_{20}H_{17}NO_4 \cdot 2H_2O$，微溶于水和乙醇，较易溶于热水和热乙醇中，几乎不溶于乙醚，小檗碱存在三种互变异构体，但自然界多以季铵碱的形式存在。小檗碱的盐酸盐、氢碘酸盐、硫酸盐、硝酸盐均难溶于冷水，易溶于热水，其各种盐的纯化都比较容易。

醛式(黄色)　　　　　　醇式(黄色)　　　　　　季铵碱式(红棕色)

从黄连中提取小檗碱，往往采用适当的溶剂（如乙醇、水、硫酸等）。在回流提取器中连续抽提，然后浓缩，再加酸进行酸化，得到相应的盐。粗产品可以采取重结晶等方法进一步提纯。

小檗碱被硝酸等氧化剂氧化，转变为樱红色的氧化小檗碱。

小檗碱在强碱中部分转化为醛式小檗碱，在此条件下，再加几滴丙酮，即可发生缩合反应，生成丙酮与醛式小檗碱缩合产物的黄色沉淀。

三、仪器与试剂

黄连、乙醇、1%乙酸溶液、浓盐酸、水浴锅、圆底烧瓶、直形冷凝管、75%

乙醇溶液、95% 乙醇溶液、回流装置、抽滤装置、烧杯、蒸馏水、石棉网、丙酮、
NaOH 试液、H_2SO_4 试液、漂白粉、浓硝酸等。

四、实验步骤

1. 称取 10g 磨成细粉的黄连，放入 250ml 圆底烧瓶中，加入 65ml 95% 乙醇溶液，再加 3 粒沸石，装上回流冷凝管（图 3-13-1）。水浴加热回流 2h，至回流液体颜色很淡为止。静置冷却至室温。

2. 减压过滤，滤液倒回圆底烧瓶中，加入 3 粒沸石，水浴加热下常压蒸馏回收乙醇（图 3-13-2），直到圆底烧瓶中的液体变成棕红色糖浆状溶液为止（约剩 10ml）。

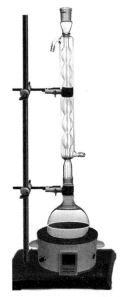
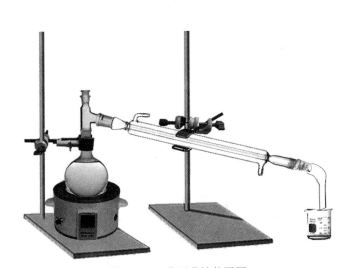

图 3-13-1　回流装置图　　　　　图 3-13-2　常压蒸馏装置图

3. 在浓缩液中加入 30ml 1% 乙酸溶液，加热溶解后趁热抽滤去掉固体杂质，在滤液中滴加浓盐酸，至溶液浑浊为止（约需 10ml）。

4. 用冰水冷却上述溶液，降至室温下即有黄色针状的小檗碱盐酸盐析出，抽滤，所得晶体用冰水洗涤 2 次，可得小檗碱盐酸盐的粗产品。

5. 小檗碱的精制：将粗产品（未干燥）放入 100ml 烧杯中，先加入 30ml 蒸馏水，隔石棉网小火加热，边搅拌边补加蒸馏水至晶体在受热情况下恰好溶解。停止加热，稍冷后，将烧杯放入冰水浴中充分冷却，有较多橙黄色结晶析出后抽滤，并用冰水洗涤 2 次，再用少量丙酮洗涤 1 次，即得小檗碱纯品。烘干称量，计算小檗碱产率，产品待鉴定。

6. 小檗碱的鉴定

（1）取纯品 50mg，加蒸馏水 5ml，缓慢加热使之溶解，加 NaOH 试液 2 滴，

显橙色，溶液经放冷后，过滤，滤液中加丙酮数滴，即产生黄色的浑浊液或沉淀，与标准品一致。

（2）取纯品少许，加 2ml H_2SO_4 试液温热至溶解，再加漂白粉少许，振荡后即产生樱桃红色，与标准品一致。

（3）纯品的水溶液中，滴加浓硝酸数滴，溶液产生黄绿色硝酸小檗碱沉淀，与标准品一致。

五、实验思考题

在从黄连中提取小檗碱的实验中，要求在搅拌下加热至微沸，为什么？

六、注意事项

1. 小檗碱的提取回流要充分。

2. 滴加浓盐酸前，不溶物要去除干净，否则影响产品的纯度。

3. 漂白粉加少许即可，否则影响结果。

实验十四　透明皂的制备

课 前 问 题

1. 为什么制备透明皂不用盐析，反而加入甘油？

2. 为什么蓖麻油不与其他油脂一起加入，而在加碱前才加入？

3. 制透明皂若油脂不干净怎样处理？

一、实 验 目 的

1. 了解透明皂的性能、特点和用途。

2. 熟悉配方中各原料的作用。

3. 掌握透明皂的配制操作技巧。

二、实 验 原 理

透明皂以牛油、椰子油、蓖麻油等含不饱和脂肪酸较多的油脂为原料。与NaOH溶液发生皂化反应，反应式如下：

$$\begin{array}{l} CH_2OOCR_1 \\ | \\ CHOOCR_2 + 3NaOH \\ | \\ CH_2OOCR_3 \end{array} \longrightarrow \begin{array}{l} CH_2OH \\ | \\ CHOH + R_1COONa + R_2COONa + R_3COONa \\ | \\ CH_2OH \end{array}$$

反应后不用盐析，将生成的甘油留在体系中增加透明度。然后加入乙醇、蔗糖作透明剂促使肥皂透明，另取一个50ml烧杯，称入甘油3.5g、蔗糖10ml、蒸馏水10ml及结晶阻化剂适量，搅拌均匀，预热至80℃，呈透明状，备用。这样可有效提高透明度，可制得透明、光滑的透明皂作为皮肤清洁用品。配方见表3-14-1。

表 3-14-1　配方

组分	质量（g）	组分	质量（g）
牛油	13	结晶阻化剂	2
椰子油	13	30% NaOH 溶液	20
蓖麻油	10	95% 乙醇溶液	6
蔗糖	10	甘油	3.5
蒸馏水	10	香蕉香精	12.5

三、仪 器 与 试 剂

托盘天平、烧杯、30% NaOH 溶液、95% 乙醇溶液、牛油、椰子油、水浴锅、漏斗、过滤装置、蓖麻油、甘油、蔗糖、蒸馏水、香蕉香精、冷模等。

四、实验步骤

1. 用托盘天平于 250ml 烧杯中称入 20g 30% NaOH 溶液、6g 95% 乙醇溶液混匀备用。

2. 在 400ml 烧杯中依次称入牛油 13g，椰子油 13g，放入 75℃热水浴混合融化，如有杂质，应用漏斗配加热过滤套趁热过滤，保持油脂澄清。然后加入蓖麻油 10g（长时间加热易使颜色变深）。混溶。快速将步骤 1 烧杯中物料加入步骤 2 烧杯中，匀速搅拌 1.5h，完成皂化反应（取少许样品溶解在蒸馏水中呈透明状），停止加热。

3. 另取一个 50ml 烧杯，称入甘油 3.5g、蔗糖 10ml、蒸馏水 10ml，搅拌均匀，预热至 80℃，呈透明状，备用。

4. 将步骤 3 中物料加入反应完的步骤 2 烧杯中，搅匀，降温至 60℃，加入香蕉香精，继续搅匀后，出料，倒入冷水冷却的冷模或大烧杯中，迅速凝固，得透明、光滑的透明皂。

五、产品外观及产率计算

1. 本品为淡黄色透明固体。

2. 用天平称量肥皂的质量，并计算产率（%）。

$$产率 = \frac{肥皂的质量}{油脂的质量} \times 100\%$$

实验十五　人工香料茉莉醛的合成

课前问题

1. 茉莉醛的合成反应属于哪种反应？
2. 除微波辐射制备茉莉醛外，还有什么方法可用于制备茉莉醛？

一、实验目的

1. 进一步培养学生的独立工作能力。
2. 掌握茉莉醛的合成原理和方法。

二、实验原理

茉莉醛又称 α-戊基肉桂醛或素馨醛，是一种具有优雅的茉莉花香、深受大众喜爱的合成香料，目前已广泛应用于各种化妆品、洗涤剂、空气清新剂等日用化学品中。同时，茉莉醛也是合成其他香料的重要原料。本品常温下为黄色油状液体，具有强烈的茉莉花香味。沸点为 287℃，相对密度为 0.97g/cm³，摩尔质量为 202.29g/mol，化学名为 2-戊基-3-苯基丙-2-烯醛。茉莉醛一般由苯甲醛与庚醛在 KOH 溶液中或以六氢吡啶作为碱性催化剂进行均相羟醛缩合反应制得，反应式如下：

但该反应的产率较低，庚醛的自缩合反应也是主要的副反应。为寻求产率高、产量质量更好的合成反应，研究催化剂、助催化剂、溶剂、反应条件等是重点。其中采用微波辐射下的无溶剂有机反应，可显著缩短反应时间，大大提高了反应效率。这是一种反应条件较低及操作简单易行、产率高、三废少的新合成技术，也符合节能、清洁生产、绿色化工的当代化工发展趋势，具有显著的社会经济效益、环境效益和光明的应用前景。

本实验可利用微波辐射在相转移催化剂三乙基苄基氯化铵（TEBAC）作用下，由苯甲醛与庚醛发生羟醛缩合反应制备茉莉醛，反应式如下：

三、仪器与试剂

15mmol/L 苯甲醛溶液、5mmol/L 庚醛溶液、1.25mmol/L TEBAC 溶液、2.67mmol/L KOH 溶液、Al_2O_3、乙醚、锥形瓶（10ml）、微波反应器、柱层析装置等。

四、实验步骤

将 1.25mmol/L TEBAC 溶液、5mmol/L 庚醛溶液、15mmol/L 苯甲醛溶液各 5ml 一次加入 10ml 锥形瓶中，搅拌均匀，将混合均匀的 0.15ml 2.67mmol/L KOH 溶液与 4g Al_2O_3 倒入此锥形瓶中，搅拌均匀后置于微波反应器中心，调节功率为 560W，微波辐射 100s，冷却至室温后，用乙醚提取，回收溶剂，柱层析得纯品。

五、实验思考题

总结做本设计性实验的体会。

六、注意事项

1. 混匀 KOH 与 Al_2O_3 时，应注意安全。

2. KOH 用量不宜过高。

实验十六　黑胡椒中提取胡椒碱

课 前 问 题

1. 黑胡椒中提取胡椒碱实验中加入 2mol/L KOH 乙醇溶液的目的是什么？
2. 胡椒酸有几个同分异构体？

一、实　验　目　的

1. 学习胡椒碱的提取原理和方法。
2. 了解黑胡椒所含胡椒碱和胡椒酸的结构。

二、实　验　原　理

黑胡椒具有香味和辛辣味，是烹调中常用的调料品。黑胡椒中含有大约 10% 的胡椒碱和少量胡椒碱的几何异构体佳味碱。黑胡椒还含有淀粉（20%～40%）、挥发油（1%～3%）、水（8%～12%）。胡椒碱为 1,4-二取代丁二烯结构：

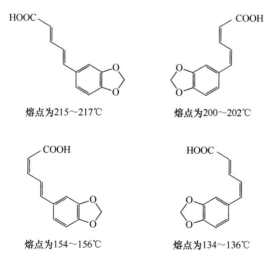

将研碎的黑胡椒用乙醇加热回流，可以很方便地萃取出胡椒碱。在萃取液中除了含有胡椒碱和佳味碱以外，还含有酸性物质。在提纯胡椒碱时，为了防止这些酸性物质与胡椒碱一起析出，常将 KOH 乙醇溶液加到浓缩的萃取液中，目的是使这些酸性物质成为钾盐保留在溶液中，而让胡椒碱从溶液中析出。

酸性物质主要是胡椒酸，它有 4 个同分异构体，这 4 种异构体的结构和相应的熔点分别是

熔点为215～217℃　　　熔点为200～202℃

熔点为154～156℃　　　熔点为134～136℃

三、仪器与试剂

索式提取器、可调电加热套、铁架台、铁夹、烧瓶、烧杯、直形冷凝管、蒸馏头、真空接受管、温度计、大试管、布氏漏斗、真空水泵、水浴锅、毛细管、黑胡椒、95% 乙醇溶液、2mol/L KOH 乙醇溶液、乙酸乙酯、沸石、蒸馏水等。

四、实 验 步 骤

将磨碎的黑胡椒 15g 包在滤纸中，放入索式提取器的提取筒中，在 250ml 烧瓶中放入少许沸石，安装好索式提取器，从提取筒中倒入 120ml 95% 乙醇溶液，加热回流 3h。然后停止加热，撤去回流提取装置，安装蒸馏装置，常压蒸馏回收乙醇，蒸馏至烧瓶中残留物约 10ml。加入 15ml 温热的 2mol/L KOH 乙醇溶液，充分搅拌，抽滤除去不溶物质。将滤液转移至小烧杯中，置于热水浴上，缓慢滴加 10 ～ 15ml 蒸馏水，溶液出现浑浊并有黄色结晶形成。经冰水浴冷却，布氏漏斗抽滤，得黄色粗品胡椒碱约 1g。

粗品用 2ml 乙酸乙酯加热回流溶解，在冰水浴中重结晶。布氏漏斗抽滤，得浅黄色的针状结晶，干燥后称重，测熔点。胡椒碱的熔点为 129 ～ 130℃。

五、实验思考题

1. 在提取胡椒碱的过程中，酸性杂质是如何除去的？
2. 实验得到的胡椒碱是否具有旋光性？为什么？

六、注 意 事 项

1. 在索式提取器的提取过程中，由于沸腾的混合物中有大量黑胡椒碎粒，注意控制好加热温度，以免暴沸。

2. 蒸馏回收乙醇所剩残留液如果过多，可以在水浴上加热浓缩尽量减少乙醇。因为乙醇含量过多会直接影响胡椒碱结晶。

实验十七　薄层色谱法分析复方阿司匹林片的成分

1. 复方阿司匹林片的主要成分是什么？其主要生理作用是什么？

2. 什么是薄层色谱法？其主要原理是什么？

3. 通过物质的 R_f，如何进行复方阿司匹林各成分的鉴定？

一、实验目的

1. 掌握薄层色谱的一般操作和定性鉴定方法。

2. 了解薄层色谱的基本原理。

二、实验原理

复方阿司匹林片（compound aspirin tablet，APC）为临床应用较为广泛的解热、镇痛、抗炎药物，也是市场上常见的水杨酸类药物，其主要成分是阿司匹林（乙酰水杨酸）、非那西丁和咖啡碱。

薄层色谱（thin-layer chromatography，TLC）是快速分离和定性分析微量物质的一种极为重要的实验技术，具有设备简单、操作方便而快速的特点。它将固定相均匀地铺在玻片上制成薄层板，将样品溶液点在起点处，置于层析容器中用合适的溶剂展开而达到分离的目的，用于药品的鉴别、杂质检查或含量测定，同时也常用来跟踪有机反应或监测有机反应完成的程度。

薄层色谱法按分离机制不同可分为吸附层析（adsorption chromatography）、分配层析（partition chromatography）、离子交换层析（ion exchange chromatography），最常用的为吸附层析。吸附层析中样品在薄层板上经过连续、反复地被吸附剂吸附及展开剂解吸附的过程，由于不同的物质被吸附剂吸附的能力及被展开剂解吸附的能力不同，故在薄层板上以不同速度移动而得以分离。

通常用 R_f 表示物质移动的相对距离（图 3-17-1）。

物质的 R_f 随化合物的结构、吸附剂、展开剂等不同而异，但在一定条件下每一种化合物的 R_f 都为一个特定的数值。故在相同条件下分别测定已知和未知化合物的 R_f，再进行对照，即可鉴别未知化合物。

三、仪器与试剂

层析槽（200mm×100mm）、薄层板（GF254，5cm×10cm）、毛细管、铅笔、试管、直尺、紫外线灯、复方阿司匹林片、4% 阿司匹林的 95% 乙醇溶液、2% 咖啡碱的 95% 乙醇溶液、95% 乙醇溶液、环己烷、乙酸乙酯、甲醇、甲酸等。

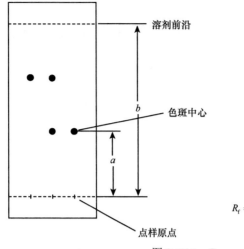

$$R_f = \frac{原点至斑点中心的距离(a)}{原点至溶剂前沿的距离(b)}$$

图 3-17-1　R_f

四、实 验 步 骤

1. 样品溶液的制备　取复方阿司匹林片 1 片，用药匙研成粉末，将其装入试管中，加入 5ml 95% 乙醇溶液，振荡溶解，静置。

2. 点样　点样前，先用铅笔在薄层板上距末端 1cm 处轻轻画一横线，然后用毛细管吸取溶液（样品溶液、2% 咖啡碱的 95% 乙醇溶液、4% 阿司匹林的 95% 乙醇溶液）在横线上轻轻点样（如果要重新点样，一定要等前一次点样残余的溶剂挥发后再点样，以免点样斑点过大）。一般斑点直径控制在 2mm 内。点样间距离为 1 ~ 1.5cm，为防止边缘效应，样点与玻璃边缘距离至少 lcm。

3. 展开　展开剂为环己烷∶乙酸乙酯∶甲醇∶甲酸=8∶4∶0.5∶0.2 的混合溶液。将点好样品的薄层板放入层析槽中（提前倒入约 30ml 展开剂），浸入展开剂的深度为距薄层板底边 0.5 ~ 1cm（切勿将样点浸入展开剂中），密封顶盖，待展开剂前沿至薄层板顶端约 1cm 处，取出薄层板，铅笔标记展开剂前沿，晾干。

4. 显色　在紫外线灯下观察展开完毕并晾干的薄层板上有无荧光斑点，标记斑点位置。

5. 计算　计算 R_f。

五、实 验 思 考 题

1. 单纯依据一个化合物的 R_f 可否进行定性鉴定？为什么？
2. 展开剂的液面高出薄层板点样的斑点，将会产生哪些后果？

六、注 意 事 项

1. 点样用毛细管必须专用，不得弄混。
2. 点样时，毛细管液面刚好接触薄层板即可，切勿点样过重，破坏固定相。

实验十八　中和热的测定

1. 什么是中和热？中和热的测定方法有哪些？

2. 实验时所用的 HCl 溶液、HAc 溶液、NaOH 溶液是否需要准确配制？

3. 实验中若有一个时间点未正常记录，是否需要重新做实验？若不需要，正确的做法是什么？

一、实 验 目 的

1. 掌握中和反应热效应的测定原理及方法，并通过中和热的测定计算弱酸的解离热。

2. 掌握盖斯（Hess）定律在计算反应热效应中的应用。

3. 熟悉精密数字温度温差仪的使用方法。

二、实 验 原 理

1. 实验原理　在一定温度、压力和浓度下，1mol H^+ 和 1mol OH^- 完全发生中和反应时放出的热量即为中和热。

对于强酸和强碱来说，由于其在水溶液中几乎全部解离，所以反应实际上是 $H^+ + OH^- \longrightarrow H_2O$，反应的总热效应（$\Delta H$）即为中和热（$\Delta H_{中和}$）。

对于弱酸和弱碱而言，由于其在水中部分解离，因此酸碱反应的总热效应（ΔH）除了包括中和热外，还应包括弱酸和弱碱的解离热（$\Delta H_{解离}$），即 $\Delta H = \Delta H_{中和} + \Delta H_{解离}$。

以 HAc 和 NaOH 反应为例，在反应中存在如下过程：

$$HAc \longrightarrow H^+ + Ac^- \qquad\qquad \Delta H_{解离}$$

$$H^+ + OH^- \longrightarrow H_2O \qquad\qquad \Delta H_{中和}$$

总反应 $\qquad\qquad HAc + OH^- \longrightarrow H_2O + Ac^- \qquad\qquad \Delta H$

根据盖斯定律可知，如果测得这一反应的 ΔH 和 $\Delta H_{中和}$，就可以计算出 HAc 的解离热（$\Delta H_{解离}$）。即 $\Delta H_{解离} = \Delta H - \Delta H_{中和}$。

2. 测量原理　如果中和反应是在绝热良好的量热计中进行，量热计常数（K）可由加热水的过程来测定。将一定体积的蒸馏水置于量热计中，在电流（I）、电压（U）条件下加热时间（t），测得量热计温度升高（ΔT_1），则量热计常数（K）可表示为

$$K = \frac{IUt}{\Delta T_1} \qquad\qquad (3\text{-}18\text{-}1)$$

若测量条件一致，K 为常数。

当强酸 HCl 和强碱 NaOH 反应，在其他条件不变的情况下，量热计温度升高为 ΔT_2。反应热效应即为中和热，反应放出的热被量热计吸收，有如下关系：

$$\Delta H_{中和} = -\frac{K\Delta T_2}{cV} \times 1000 \tag{3-18-2}$$

式中，c 和 V 分别为反应中不过量的酸或碱的浓度和体积，单位分别为 mol/L 和 ml。

当弱酸 HAc 和强碱 NaOH 反应，在其他条件不变的情况下，量热计温度升高 ΔT_3，反应热效应等于量热计吸收的热，也等于中和热与解离热的总和。

$$\Delta H = -\frac{K\Delta T_3}{cV} \times 1000 \tag{3-18-3}$$

式中，c 和 V 分别为不过量的弱酸或碱的浓度和体积，单位分别为 mol/L 和 ml。

$$\Delta H_{解离} = \Delta H - \Delta H_{中和} \tag{3-18-4}$$

三、仪器与试剂

SWC-ZH 中和热（焓）测定装置、精密数字温度温差仪、数字恒流电源、量筒（500ml）、移液管（25ml）、碱储液管（50ml）、1mol/L HCl 溶液、1mol/L NaOH 溶液、1mol/L HAc 溶液等。

四、实验步骤

（一）量热计常数（K）的测定

1. 用干布擦净量热杯，用 500ml 量筒量取 500ml 蒸馏水注入其中，放入搅拌磁珠，调节适当转速。

2. 将数字恒流电源的两条输出引线分别接在电热丝两个接头上。打开电源开关，调节输出电压和电流（功率 $P=IU$，一般为 2.5W），然后将其中一根输出线断开。

3. 将精密数字温度温差仪传感器插入量热杯中，打开电源，待温度基本稳定后按下"采零"键并按下"锁定"键，再设定"定时"60s，此后每隔 60s 仪器会鸣叫，以便记录一次温差。

4. 当记录下第 10 个读数时，立即将数字恒流电源断开的输出线接上，此时即为加热的开始时刻。连续记录温差和时间。在通电过程中必须保持电流 I 和电压 U 恒定，并记录其数值。待温度升高 $0.8 \sim 1℃$ 时，关闭数字恒流电源开关，并记录通电时间（t）。继续搅拌，每隔 1min 记录一次温差，断电后再测 10 个点。

5. 用雷诺校正作图法确定由于通电而引起的温度变化（ΔT_1）。

（二）中和热的测定

1. 将量热杯中的蒸馏水倒掉，用干布擦净，重新用量筒量取 400ml 蒸馏水注入其中，然后加入 50ml 1mol/L HCl 溶液。再取 50ml 1mol/L NaOH 溶液注入碱储液管中，仔细检查是否漏液。

2. 保持搅拌磁珠转速不变，设定"定时"60s，每隔 1min 记录一次温差，记录 10 个数据。然后快速调节"定时"为 15s。同时迅速拔出玻璃棒，加入 1mol/L NaOH 溶液（不要用力过猛，以免相互碰撞而损坏仪器），每 25s 记录一次温差。加入 1mol/L NaOH 溶液后，温度上升，待体系中温差变化缓慢，快速调节"定时"为 60s，继续记录温差和时间，维持一段时间即可停止测量，注意整个过程时间是连续记录的。

3. 用雷诺校正作图法确定 ΔT_2。

（三）乙酸解离热的测定

用 1mol/L HAc 溶液代替 HCl 溶液，重复上述（二）操作，确定 ΔT_3。

五、数据记录与处理

（一）实验数据

按实验步骤将测得数据记录于表 3-18-1 中。

表 3-18-1　中和反应的温度

I:＿＿＿＿＿＿　　U:＿＿＿＿＿＿

H₂O				HCl+NaOH				HAc+NaOH			
t (min)	T_0 (℃)	ΔT (℃)	T_1 (℃)	t (min)	T_0 (℃)	ΔT (℃)	T_2 (℃)	t (min)	T_0 (℃)	ΔT (℃)	T_3 (℃)
1				1				1			
2				2				2			
3				3				3			
4				4				4			
5				5				5			
6				6				6			
7				7				7			
8				8				8			
9				9				9			
10				10				10			
11				10.25				10.25			
12				10.50				10.50			
13				10.75				10.75			
14				11.25				11.25			
15				11.50				11.50			
16				11.75				11.75			

续表

H₂O				HCl+NaOH				HAc+NaOH			
t (min)	T_0 (℃)	ΔT (℃)	T_1 (℃)	t (min)	T_0 (℃)	ΔT (℃)	T_2 (℃)	t (min)	T_0 (℃)	ΔT (℃)	T_3 (℃)
17				12				12			
18				13				13			
19				14				14			
20				15				15			
21				16				16			
22				17				17			
23				18				18			
24				19				19			
25				20				20			
⋮				⋮				⋮			

（二）数据处理

1. 以温度 T_1 作为纵坐标，时间 t 作为横坐标，用雷诺校正作图法确定由于通电而引起的温度变化 ΔT_1，将 ΔT_1、电流强度 I、电压 U 和通电时间 t 代入式（3-18-1）中，计算出量热计常数（K）。

2. 分别以温度 T_2、T_3 作为纵坐标，时间 t 作为横坐标，用雷诺校正作图法分别确定 HCl 和 NaOH 反应的 ΔT_2 及 HAc 和 NaOH 反应的 ΔT_3，将量热计常数（K）及作图法求得的 ΔT_2、ΔT_3 分别代入式（3-18-2）和式（3-18-3）中，计算出 ΔH中和和 ΔH。最后根据式（3-18-4）计算出 ΔH解离。

六、实验思考题

1. 测定酸碱中和热为什么要用稀溶液？

2. 为什么中和热测定中要用稍过量的碱？能不能用过量的酸？

七、注意事项

1. 在三次测量过程中，应尽量保持测定条件的一致，如水和酸碱溶液体积的量取、搅拌速度的控制、初始温度等。

2. 测试时注意精密数字温度温差仪传感器与杯底的高度。

附：雷诺校正作图法

用雷诺图（温度-时间曲线），确定实验中的 ΔT。如图 3-18-1 所示，图中 ab 段表示实验前期，b 点相当于开始加热点；bc 段相当于反应期；cd 段则为后期。由于量热计与周围环境有热量交换，所以曲线 *ab* 和 *cd* 常发生倾斜，在实验室中所测量的温度变化值 ΔT 按如下方法确定：取 *b* 点所对应的温度 T_1，*c* 点所对应的温度 T_2，其平均温度（T）为 $(T_1+T_2)/2$，经过 T 点做横坐标的平行线 *TO* 与曲线 *abcd* 相交于 *O* 点，然后经过 *O* 点做垂线 *AB*，垂线与 *ab* 线和 *cd* 线的延长线分别交于 *E*、*F* 两点，则 *E*、*F* 两点之间的温度差即为所求的温度变化 ΔT。图中 *EE'* 表示环境辐射进入量热计的热量所造成的温度升高，这部分温度应当扣除；而 *FF'* 表示量热计向环境辐射出的热量所造成的温度降低，这部分温度应当加入。经过上述温度校正所得的温度差表示由于样品发生变化使量热计温度升高的数值。

如果量热计绝热较好，则反应后期的温度不下降，如图 3-18-2 所示，在这种情况下的 ΔT 仍然按照上述方法进行校正。

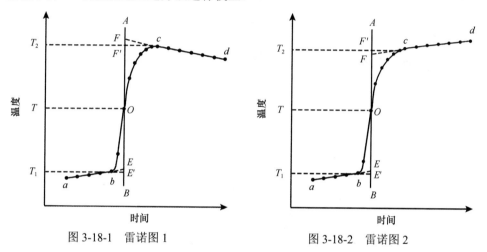

图 3-18-1　雷诺图 1　　　　　　　　图 3-18-2　雷诺图 2

实验十九　蔗糖水解反应的测定

课前问题

1. 蔗糖水解产物是什么？

2. 旋光管中的液体有气泡是否会影响实验数据？应如何操作？

3. 在测定中，如果错过了表中拟定的某一时间，未及时测定，是否任该点空白？正确的处理方法是什么？

4. 在本实验中若不进行零点校正对结果是否有影响？

5. 实验中，为什么用蒸馏水来校正旋光仪的零点？

一、实验目的

1. 利用旋光度法研究蔗糖水解反应，掌握测定一级反应速率常数及半衰期的方法。

2. 掌握旋光仪的使用方法。

3. 掌握一级反应的特点。

二、实验原理

1. 假一级反应　蔗糖稀溶液在 H^+ 催化作用下发生水解反应。

$$C_{12}H_{22}O_{11} + H_2O \xrightarrow{H^+} C_6H_{12}O_6 + C_6H_{12}O_6$$

蔗糖　　　　　　　葡萄糖　果糖

当 H^+ 浓度一定，蔗糖溶液较稀时，蔗糖水解为一级反应，其反应速率方程式可写成

$$-\frac{dc}{dt} = kc \qquad (3\text{-}19\text{-}1)$$

令 c_0 为蔗糖开始的浓度，c 为反应 t 时刻的蔗糖浓度，将上式积分可得

$$\ln\frac{c_0}{c} = kt \qquad (3\text{-}19\text{-}2)$$

该反应半衰期（$t_{1/2}$）为

$$t_{1/2} = \frac{\ln 2}{k} = \frac{0.693}{k} \qquad (3\text{-}19\text{-}3)$$

只要 $\ln c$ 对 t 作图能得到直线关系，就证明蔗糖稀溶液的水解为一级反应，并可从直线的斜率得出反应速率常数（k）。

2. 旋光性及其与浓度的关系　因为蔗糖及其水解产物葡萄糖、果糖都是旋光性物质，即都能使透过它们的偏振光的偏振面旋转一定的角度，此角度称为旋光

度，以 α 表示。物质的旋光能力可以用比旋光度 $[\alpha]_D^{20℃}$ 来度量，即指在 20℃ 及钠光 D 线（589nm）的照射下，一个 1dm 长、每 1ml 溶液中含 1g 旋光物质所产生的旋光度，即

$$[\alpha]_D^{20℃} = \frac{\alpha}{l \cdot c} \tag{3-19-4}$$

$$\alpha = [\alpha]_D^{20℃} \cdot l \cdot c \tag{3-19-5}$$

$[\alpha]_D^{20℃}$ 及光路的长度一定时，溶液的旋光度 α 与旋光物质的浓度 c 成正比，即 $\alpha = K \cdot c$，K 为比例系数，与物质的旋光能力、溶剂性质、溶液厚度等有关。

本反应中反应物与产物的旋光能力不同，故可用系统反应过程中旋光度的变化来度量反应的进程。蔗糖为右旋性物质，在水溶液中，$[\alpha_{蔗糖}]_D^{20℃} = 66.65°$，葡萄糖也是右旋性物质，$[\alpha_{葡萄糖}]_D^{20℃} = 52.5°$，果糖是左旋性物质，$[\alpha_{果糖}]_D^{20℃} = -91.9°$。由于旋光度与浓度成正比，且具有加和性，所以反应开始时，旋光度为正值。由于果糖的左旋远大于葡萄糖的右旋，所以，在反应进程中，溶液的旋光度将逐渐从右旋变向左旋，由正值变为负值。

设反应开始时测得系统旋光度为 α_0，经过 t 测量得 α_t，到反应完毕测得 α_∞，因测定是在同一台仪器、同一光源、同一长度的旋光管中进行，比例常数 K 相同，则浓度的改变正比于旋光度的改变，因此：

$$(c_0 - c_\infty) \propto (\alpha_0 - \alpha_\infty); \ (c_t - c_\infty) \propto (\alpha_t - \alpha_\infty)$$

而 $c_\infty = 0$，则

$$c_0/c_t = (\alpha_0 - \alpha_\infty)/(\alpha_t - \alpha_\infty)$$

代入式（3-19-2）得

$$\ln \frac{\alpha_0 - \alpha_\infty}{\alpha_t - \alpha_\infty} = kt \tag{3-19-6}$$

以 $\ln(\alpha_t - \alpha_\infty)$ 对 t 作图，线性回归得直线，从所得的直线斜率即可算出反应速率常数（k），进而可求反应半衰期（$t_{1/2}$）。

三、仪器与试剂

旋光仪、恒温水浴槽、秒表、台式天平、锥形瓶（100ml）、容量瓶（100ml）、烧杯（100ml）、移液管（25ml）、玻璃棒、纱布、2.5mol/L HCl 溶液、蔗糖（CP）、蒸馏水等。

四、实验步骤

1. 旋光仪零点的校正

（1）将仪器电源插头插入 220V 交流电源，打开电源开关，预热 15min，待钠光灯稳定后再进行工作。

（2）旋开旋光管一端管盖，注意盖内玻片以防跌碎，洗净旋光管，用蒸馏水充满，使液体在管口形成一凸出的液面，然后沿管口将玻片轻轻推入盖好，注意不要留有气泡，以免观察时视野模糊。旋紧管盖，吸干玻片外面的水渍。将旋光管放入旋光仪中，盖上箱盖。

（3）旋转刻度盘直至三分视野中明暗度相等为止。由于蒸馏水不具有旋光性，则以蒸馏水测得的旋光度为零点，取出旋光管。

2. 蔗糖水解溶液旋光度的测定

（1）30℃和60℃的恒温水浴槽各1套。

（2）在台式天平上称取15g蔗糖于100ml烧杯中，加入少量蒸馏水溶解，转移至100ml容量瓶中，蒸馏水冲洗烧杯2次，并入容量瓶中，定容至刻度，摇匀待用。

（3）用25ml移液管移取25ml蔗糖溶液置于100ml锥形瓶中，再用另一支移液管吸取25ml 2.5mol/L HCl溶液于另一锥形瓶中，分别置于30℃恒温水浴槽恒温15min。

（4）将（3）中恒温后的锥形瓶取出，迅速将2.5mol/L HCl溶液倒入蔗糖溶液中，倒入一半时开始计时，倒完后摇匀，迅速用上述混合溶液润洗旋光管，之后立即装满旋光管，如有气泡，将其赶入旋光管凸出部，并将该端朝上放进旋光仪套筒内，盖好箱盖，用示数盘转出该样品的终点，然后迅速将旋光管置于30℃水浴继续恒温，再读取旋光仪左右两刻度盘上的刻度（准确至小数点后第二位），记录并取平均值，此后每隔3min将旋光管从恒温水浴槽中取出测一次旋光度，直至出现负值时停止。

（5）在第三个锥形瓶中移入25ml蔗糖溶液和25ml 2.5mol/L HCl溶液，摇匀后置于60℃水浴中，恒温45min。

（6）将（5）中恒温60℃后的锥形瓶取出，放至30℃继续恒温15min，测旋光度 α_{∞}。

五、数据记录与处理

1. 数据记录　根据实验步骤，将实验数据填于表3-19-1中。

表 3-19-1　蔗糖水解旋光度值　　　　温度：_____　$\alpha_{\infty}=$_____

t（min）	α_t（°）			$(\alpha_t - \alpha_{\infty})$（°）	$\ln(\alpha_t - \alpha_{\infty})$
	左	右	平均		
3					
6					
9					
12					

续表

t（min）	α_t（°）			$(\alpha_t-\alpha_\infty)$（°）	$\ln(\alpha_t-\alpha_\infty)$
	左	右	平均		
15					
⋮					

2. 数据处理

（1）以 $\ln(\alpha_t-\alpha_\infty)$ 为纵坐标，t 为横坐标作图，线性回归得回归方程，从所得方程的斜率求出反应速率常数（k）。

（2）由反应速率常数（k）计算该反应的半衰期。

六、实验思考题

1. 反应开始时，为什么将 HCl 溶液倒入蔗糖溶液中，而不是将蔗糖溶液倒入 HCl 溶液中？

2. 加入蔗糖中的蒸馏水的量有无限制？为什么？

3. 蔗糖水解实验中为什么不使用浓硫酸和稀硝酸，而使用盐酸？

七、注意事项

1. 由于测试反应液酸度较大，测试过程中，旋光管一定要用纱布擦干，测试结束后，要立即洗净，以免腐蚀。

2. 旋光管两端的小玻片在操作中要小心放好，以防丢失。

3. 实验过程中注意秒表不能停。

4. 因为需要的是 $\alpha_t-\alpha_\infty$，所以无须校正旋光仪的零点。

5. 温度会影响到反应速率常数及旋光度值，故恒温很重要。

主要参考文献

蔡东, 刘佳川, 2022. 医用化学实验. 3 版. 北京: 科学出版社

刁海鹏, 王浩江, 2017. 医学化学实验. 北京: 科学出版社

郭忠, 刘勇, 2015. 医用化学实验教程. 北京: 科学出版社

贾振斌, 2010. 医用基础化学实验. 北京: 科学出版社

李尚德, 2011. 医用有机化学实验. 北京: 科学出版社

刘海, 2006. 医用化学实验. 北京: 科学出版社

马丽英, 姜吉刚, 2020. 医用化学实验. 2 版. 北京: 科学出版社

明亮, 王亚玲, 习霞, 2022. 医用实验化学. 2 版. 南京: 东南大学出版社

申世立, 侯超, 朱焰, 2017. 医用化学实验. 北京: 化学工业出版社

王红梅, 曾小华, 2018. 医用化学实验. 北京: 化学工业出版社

周中振, 路新卫, 2022. 医用化学实验. 3 版. 北京: 科学出版社